COVID-19
新型コロナ、本当のところどれだけ問題なのか

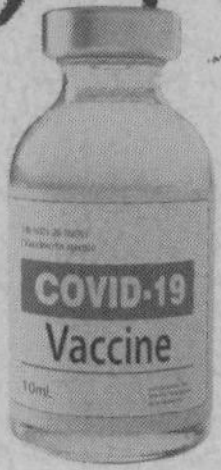

Moriyo Kimura
木村盛世

飛鳥新社

まえがき

毎日報道される、新型コロナウイルス感染症の感染者数と死亡者数を聞きながら、1年が経過しました。2度の緊急事態宣言が発出されその中でわかったこともあり、わからないこともあります。

日々アップデイト（更新）される、新型コロナウイルスに関する情報は、数限りなくありますので、多くの人々は、「1年もつきあったのだから、新型コロナウイルスに関して、もう多くのことがわかっているはずだ」と思われるのではないでしょうか。けれども、私はこの考えに対して懐疑的です。なぜなら「多くのことはわかっていない」のが現実だと思うからです。

こんなことを申し上げると、「あなたはテレビに出演して話しているではないか。わかっていないくせにマスメディアで発言するのはけしからん」とお叱りを受けそうです。しかし、わかっていないことは、わかっていないとしか言えないのです。

「この流行はいつまで続くか」「どの程度感染が広まるのか」「最終的な死亡率はどれぐらいになるのか」「感染しやすい人はどんな人なのか」といった質問をよくいただくのですが、こうした問いに対して、私は「わかりません」と答えるしかないのです。

また、「なぜ東アジアで感染者数も死亡者数も低いのか」「ワクチンの効果はどれだけ持続するか」「ワクチンの中長期的な有害事象（副反応）はどれくらいの確率で起こるのか」など、わからないことを挙げていくと切りがなくなります。このほかまだまだわからないことばかりです。こうした問いに対して、明確な答えを持っている人は誰もいないのではないでしょうか。

そうした中で、少しずつですが、わかってきたこともあります。まず、季節性があるということです。さらに、65歳以上の高齢者が感染すると、重症になりやすくて、死亡リスクが高いということもわかってきました。

また、先ごろの研究で、一度新型コロナウイルスに感染すると、半年から1年程度はかかることがない、すなわち再感染のリスクはその間低く抑えられるということもわかってきました。これはとても大きな研究結果です。

日本は国民の努力によって、感染者数、死亡者数とも極めて低く抑えられてきました。先進諸国の中では、ダントツのコロナ対応優等生国です。私は個人的に、よく手を洗う、清潔である、あまり大声で話さない、人の体に接触しない（他人との距離感を保つ）、マスクをする、などの生活習慣が、新型コロナウイルス感染を低く抑えている一つの要因だと思っています。しかし、新型コロナウイルスを怖いと思う反動として、「マスクさえしていれば、新型コロナウイルスを予防できる」と思いこんでいる、すなわち「マスク過信」がおこっていると感じています。誤解なきよう申し上げますが、マスクをする必要性がないと言っているのではありません。マスクはしたうえで、人との接触を避ける、人との距離をとる必要があります。マスクをしているから、と安心して近距離で話をすることは、高齢者に感染させるリスクを高めてしまう恐れがあります。

これから、効果的なワクチンが導入され、日本での感染が抑えられるか、にかかっています。しかし、もし現在のワクチンが思ったより感染を抑えられなかったり、何らかの理由でワクチン接種の継続が難しくなった場合は、少なくとも２０２１年度中は、本文で解説するような、人との接触を抑えたり、緩めたりすることが求められるでしょう。

こうした将来的な事象も含め、今後は今わからなかったことが、すべて解明されるわけではないにしても、徐々にわかってくることが出てくると思います。今までわからなかったことが明らかになるということは、現在正しいと考えられていることが、実は誤りであったという場合も出てくることを意味します。

では、どうしたら正しいか正しくないかを判断できるのでしょうか。これも絶対的なことは言えませんが、できるだけ科学的根拠に基づいた政策や行動を行うことだと思います。具体的には、信頼性の高い手法を用いてデータをとり、その結果にそった方向性で対策をとることです。信頼性の高いデータと解析によって、客観的に正しい方向性が導き出されます。すなわち、査読付き論文に掲載される結果をもとに、行動するということです。論文に書いてあることが絶対正しいか、と言われれば、必ずしもそうとは言えません。しかし、その時々で正しいと考えられる指標として、学術論文の記載に則《のっと》ったやり方を行う、というのが一番理にかなった方法であると思います。そして、新たな結果が得られた場合は、前のやり方を変えることに躊躇《ちゅうちょ》しないことも大切なことです。

繰り返しますが、新型コロナウイルスに関しては、わかっていないことがまだ多くあります。今のやり方が正しかったかそうでなかったかの検証は、今後何年か経ってからでなければわからないでしょう。そして、その時々の発言なり行動が、信頼できるものであったかを検証する際には、それらが科学的根拠に基づいているかで判断することができます。本文で詳しく説明しますが、根拠に基づく医療（ＥＢＭ：evidence-based medicine）や根拠に基づく政策立案（ＥＢＰＭ：Evidence-based Policy Making）という言葉があります。まさに科学的根拠に基づいた、医学であり、政策決定を行うことの重要性を示している言葉です。

わからないことが多い中で信頼できる羅針盤を持つことは、その国の政策あるいは人々の行動を間違った方向に向かわせないために必要不可欠なことです。

この本をお読みいただく皆様に、そのことを少しでも感じていただければ嬉しいです。

２０２１年１月　木村盛世

新型コロナ、本当のところどれだけ問題なのか

目次

第3章 日本に必要な感染症対策

第4章 厚生労働省と日本医師会の大罪

第5章 医療崩壊を防ぐために

第6章 感染症から国民を守れない法体系

第7章 ワクチン接種の注意点と科学的根拠に基づいた対策

第1章

感染症の基本法則

感染症の広がりかた

最初に感染症の広がりかたを読者の皆さんに知っていただく必要があります。【図1】をご覧ください。

多少形の違いはありますが、どんな感染症も山を描いて、やがては収束していきます。つまり、感染症はある程度広がりを見せないと収束しない、ということです。

新型コロナウイルスに関する報道で、「感染をなんとか封じ込めることが重要である」という主張をよく耳にします。たしかに誰でも感染したくはないし、コロナから逃げ切りたいというのが偽《いつわ》らざる心境だと思います。しかし、感染症から逃げ切ることは、極めて難しく、逃げれば逃げるほど、ウイルスは追いかけてくるということを理解しなくてはなりません。例えばがん検診を受けるのは、がんの早期発見治療のためですが、この早期発見・早期治療という概念は、感染症には必ずしも当てはまらないのです。こう聞くと、読者の皆さんは、「え〜！」と驚かれるかもしれませんが、実際、そうなのです。新型コロナウイルスの流行の仕方や対策をお話ししていくうえで、まずはこの感染症の基本法則に関するお話から進めたいと思います。

図1　感染症の広がりかたと収束

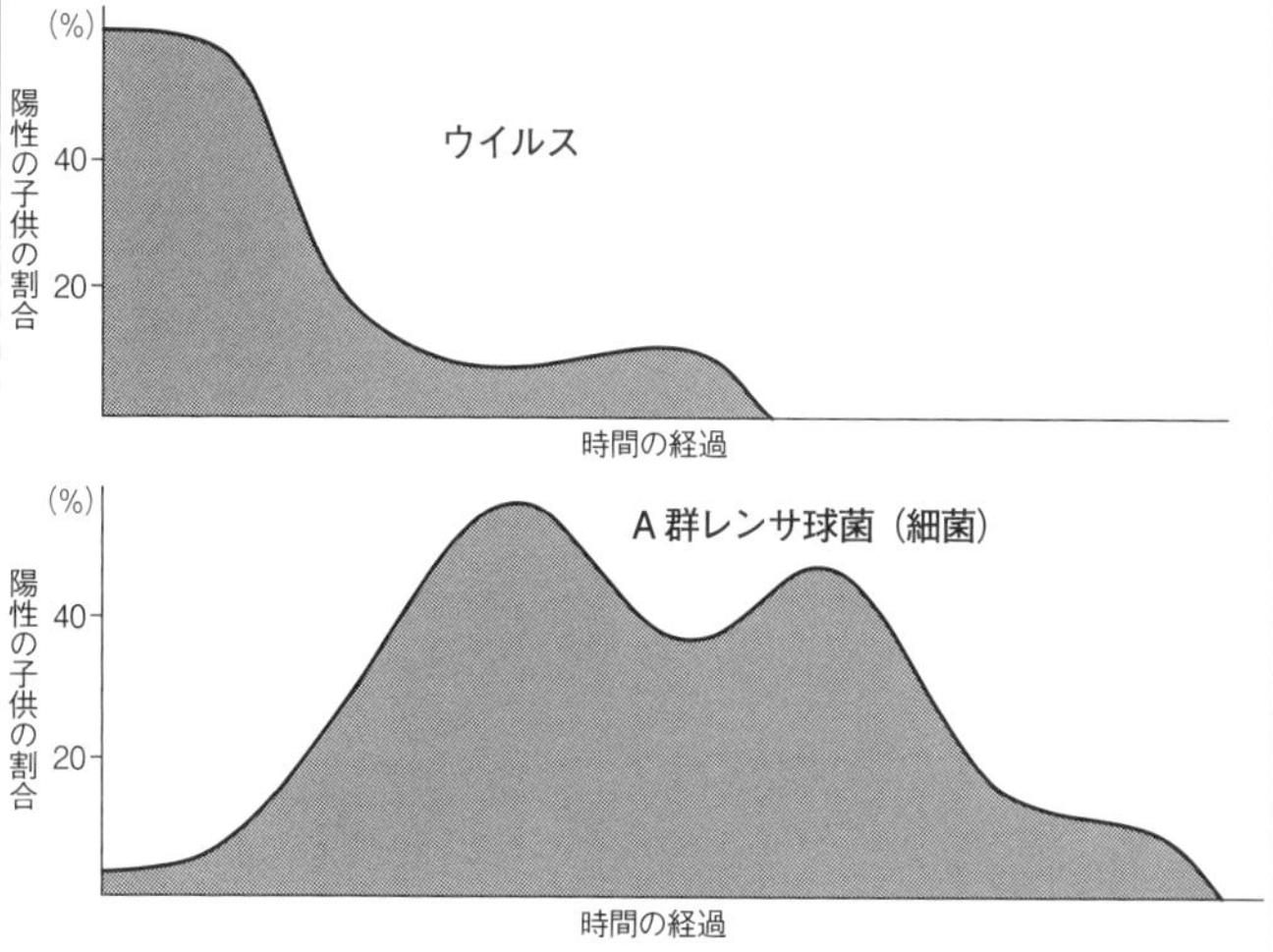

（出典）Leon Gordis, Epideminology.W.B SAUNDERS COMPANY

また、私がお話しする「感染症のパラドックス」を正しくご理解いただくことによって、感染拡大を抑えることと、社会経済活動を回し続けることの両立がいかに相反するテーマであるか、この2つの目標を同時に両立させることがいかに矛盾した難事《なんじ》であるか、おわかりいただけるかと思います。

では、はじめていきましょう。まず感染症には、直感的に「ああそうだ」と理解できること（基本法則）が2つあります。

【基本法則1】：短い期間に複数の人々にうつす。

【基本法則2】：いったん感染して治ると、少なくとも当面の間は、再び感染することがないし、他人を感染させることもない。

基本法則1は、「指数関数の法則」です。わかりやすくするために、これを「倍々ゲーム」と呼ぶことにしましょう。職場でインフルエンザ患者が出た場合に、周りにいる同僚や家族にうつすこと、あるいはノロウイルス感染者が出た場合、家族がほとんどすべてノロウイルスに感染するケースなどをイメージして下さい。すなわち、1人の感染者が出た場合、複数の人が次の感染者になるということです。例えば、国内第1号の新型コロナウイルス感染症の患者が出て、その人が1週間に2・5人にうつすと想定します。この場合、20週後には、9094万9470人が感染する計算になります。数式で表すと、

2・5²⁰＝2・5×2・5×……（2・5が20個）＝9094万9470人

倍々ゲームは、単なるかけ算ですが、この数を見るとギョッとする方も多いのではないでしょうか。この「実数」の多さが持つインパクトの強さが、感染症に対する過剰反応を

図2　感染初期

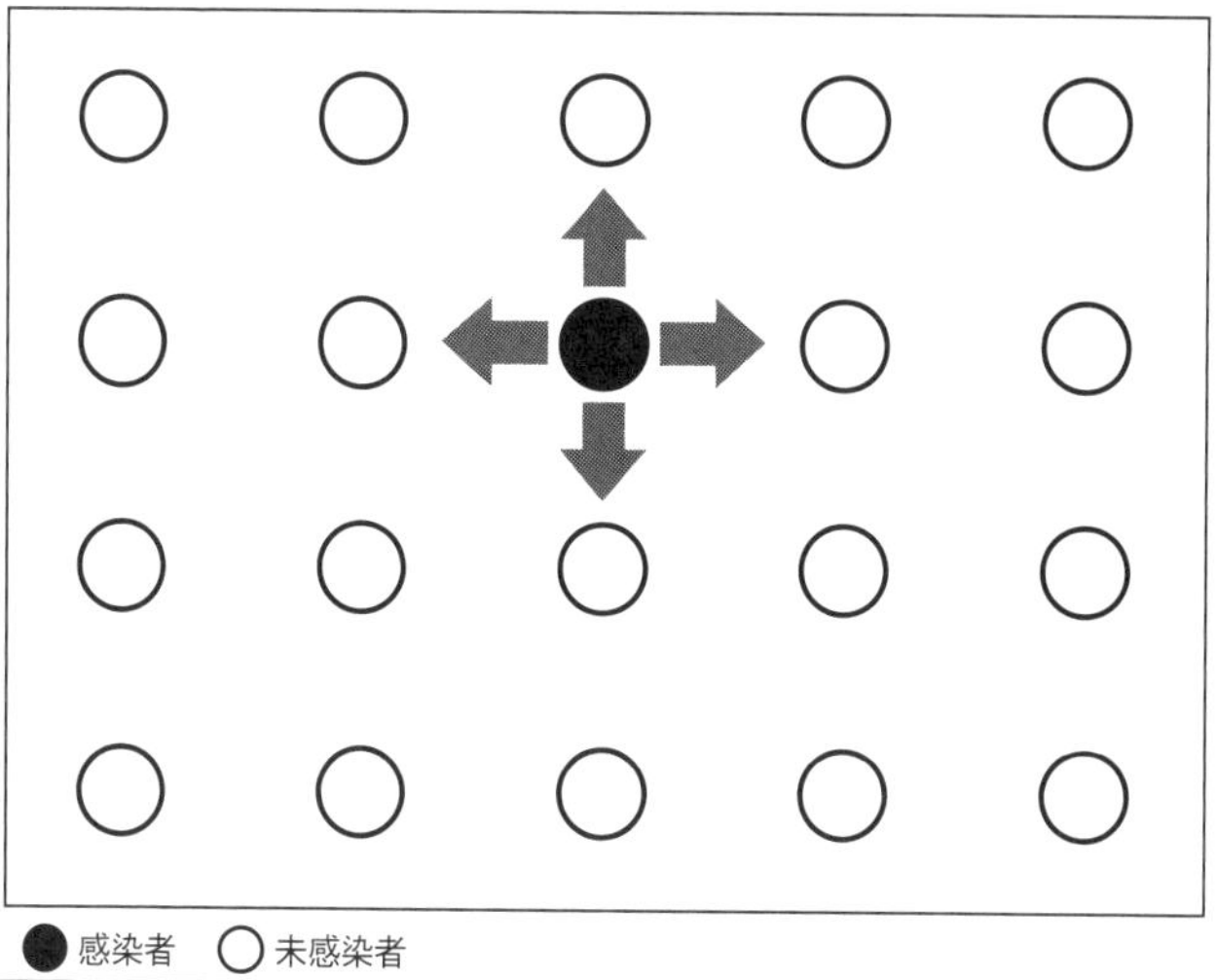

惹起《じやつき》させます。つまり、メディアの「煽《あお》り報道」の原因になるのです。

基本法則2は、一度感染症にかかると、当面その感染症にかからず、人にもうつさない状態ができるというものです。つまり、「免疫ができた状態」になるわけです。

これら感染症の2大基本法則を、図を使って説明してみましょう。

【図2】は、日本でまだ新型コロナウイルスの感染が広がっていない状況を表しています。そこへ国内初の感染者が出たとします。●が感染者で、○が感染していない人（未感染者）を示します。新型コロナウイルスは、これまで人類が遭遇したことのない感染症です。ですから、免疫を持っている人がいないので、すぐに感染者は倍々に増えていきます。そして、うつされた人は、新たな感染者となり、今度は他の人へうつす側になるわけです。ゾンビに触られた人がゾンビになってしまうとして、感染症を「ゾンビ」に喩《たと》えた人がいますが、それが指数関数的に増えていき、もはやそこから逃げることが難しい状況になるのです。

【図3】は、ある程度、感染が広まってきた状況を表しています。ここで**基本法則2**が登場します。先の【図2】の場合と違い、免疫を持った人（◎）が多くなっています。それゆえ●の感染者が人にうつそうとしても、免疫を持った人にはうつすことができないため、感染を広げるチャンス（確率）が小さくなることがわかります。矢印に×がついているのは、感染者（●）が他人にうつそうとして、失敗した例です。結果的に何度もうつそうとしながら、できない機会が増えるため、感染拡大のスピードは遅くなっています。

集団免疫

今回の新型コロナウイルス感染症の流行で、しばしば比較されるのが、1918年に大

図3　感染が既に進行

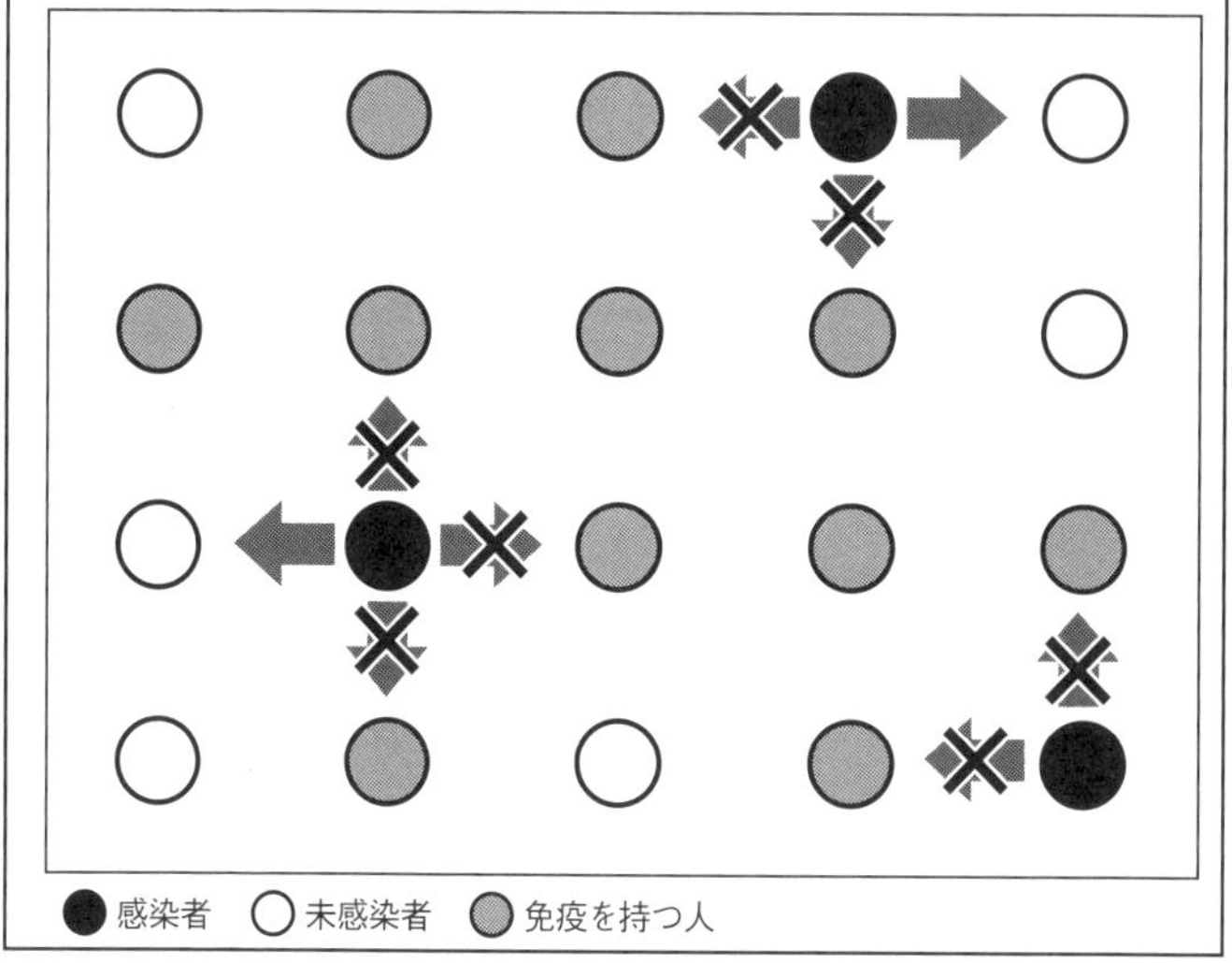

流行した当時の新型インフルエンザです。これは通称「スペイン風邪」として、よく知られた感染症です。このスペイン風邪の猛威も、自粛《じしゆく》や移動の禁止という対策を何も取らない場合、感染者数は一気に増加しましたが、その後は急速に減っていき、流行は速やかに収束していきました。これは**基本法則2**があるためです。つまり、一気に感染が広がれば感染者数も増えますが、同時に治る人も増えて、回復した人々は免疫を持つことになります。感染して治った人が増えていくと、本来免疫のない人も感染しにくくなる状況が起こります（例えば【図3】左上の◯）。こうした状況が生まれると、た

とえ免疫を持たない人が多くいても感染がそれ以上広がらなくなるのです。これを「集団免疫が獲得された状態」と呼びます。

冒頭で、感染症から逃れることは極めて難しいと書きました。しかし、集団免疫が得られれば、集団として守られるので、当面の間、その感染症から逃れることができるのです。「日本はすでに集団免疫を獲得しているのではないか」という説を唱える研究者も出てきていますが、その点に関しては本章で後述します。

ロックダウン

では、果たして集団免疫獲得以外に、感染症から集団を守る方法はないのでしょうか。この「集団免疫をつくり出す」という戦略と真っ向から対立する方法が、ロックダウンなどの強力な強制力を用いる戦略です。日本でいえば、「緊急事態宣言」を発出する方法に中《あた》らずと雖《いえど》も遠からず、喩《たと》えて言うなら、人と人との間に「壁」をおくことで、感染拡大を防ぐ戦略です。この壁は物理的な壁ではなく、人と人の間に距離をおく、いわゆる「ソーシャルディスタンスを保つ」という概念です。ソーシャルディスタンスという言葉は、新型コロナウイルスですっかり有名になった感がありますが、直訳すると「社会的距離を

図4　壁をつくって守る

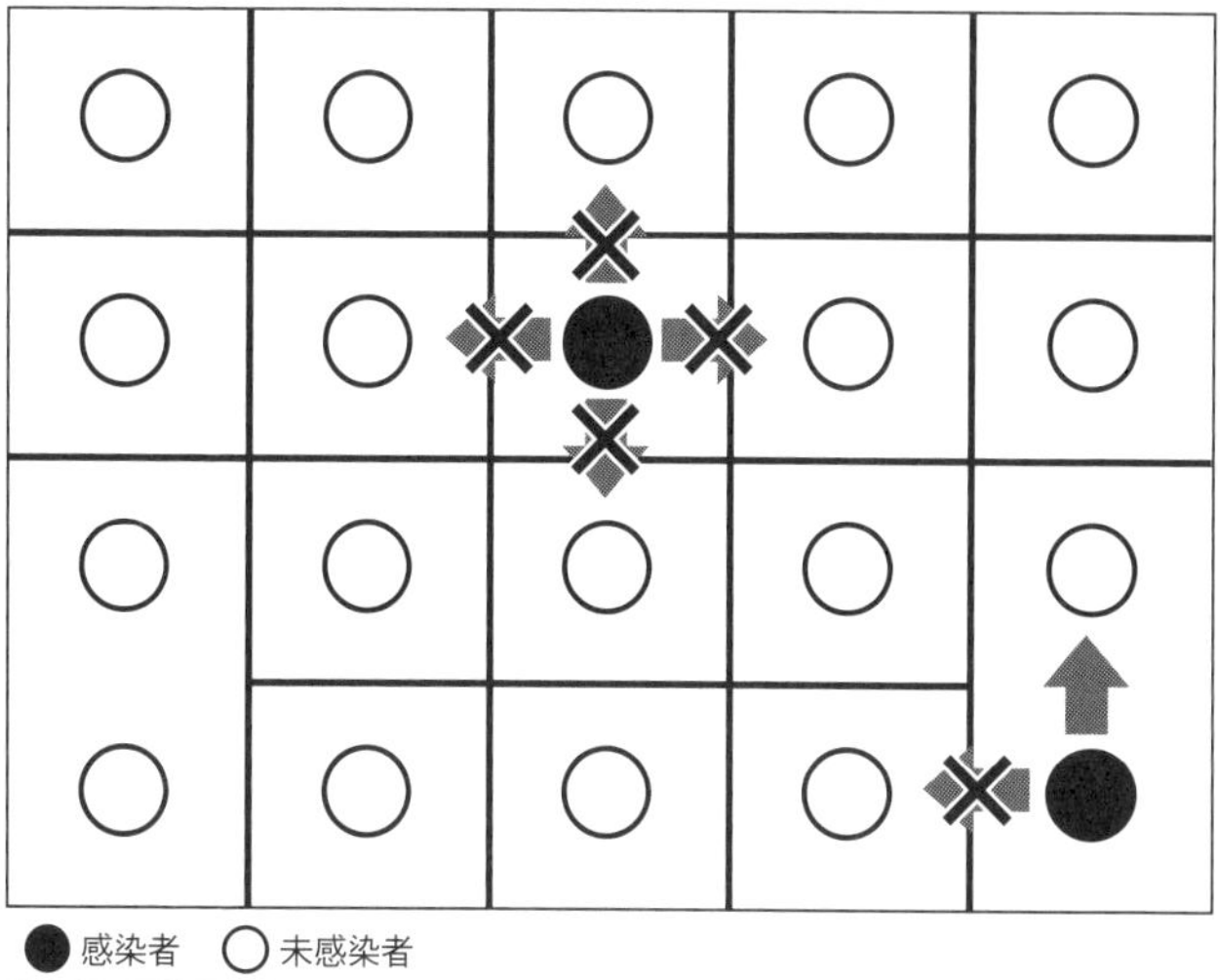

とる」という、なんだか堅苦しい響きになるので英語のままのほうがキャッチーだということになったのでしょう。政府は「フィジカルディスタンス」という言葉も使用していましたが、もちろん意味は同様と理解してよいでしょう。

ソーシャルディスタンスは、一般的に両手を広げた長さくらい（およそ2メートル）、人との距離をおくことによって、感染の確率を低くする戦術で、近しい人たちの間だけで通用する概念のように思われますが、もっとも極端なソーシャルディスタンスは、ロックダウン、すなわち外出禁止令です。こうなると、文字通り壁をつくることと同じイメージになります。前ページの【図4】に示されている線が、この壁に相当します。この壁が強固であれば、感染は抑えられるのです。

壁をつくることは、外出しないで自宅に引きこもり、人には会わないことを意味しますから、その状態を維持するのは大変です。外出できなければものを買わなくなるし、スーパーマーケットなどに商品を運んでくれる人の動きも止まってしまいますから、物流にも大きな支障が生じます。店を長期間にわたって閉め続ければ、売上げが立たなくなりますから、経済活動も滞《とどこお》ります。テレワークなどで仕事ができる人たちはまだしも、医療従事者や工事関係者など、「現場」で働かなければならない職業に従事する人たちの仕事は、成り立ちません。これでは経済が立ち行かなくなります。また、精神的にもかなりストレスがたまっていきます。

こうした対策疲れや経済活動への過度の負担（食料や電気など必需品の供給が止まる等）がおこると、壁を外さなければならない状況になります。しかし、ひとたび壁を外せば、再び感染が始まります。壁が存在する間は感染が広がらないため、免疫を持つ人の増加もありません。それゆえ、壁をつくる前と同様の速さで、感染がまた拡大してゆくのです。

ここで、強固な壁をつくって、感染した人が入らないようにし、感染した人が回復するまで待てばよいのではないか、という議論があります。しかし実際には無理があるのです。人はどこかで必ず他人と交わるためです。例えば家族で集まったり、友人たちと交流したりする人の動きを、完全に止めることは極めて困難です。２００９年の新型インフルエンザ流行の際に、学校を休みにしても子供たちはゲームセンターに集まってしまいました（今はゲームセンターに集まるのは若者ではなく高齢者という話ですが！）。

このように現実には、家族などの集団の中で順々に感染したり、海外からの人の流入を防ぎきれないといった事情で、感染が再燃する可能性をゼロにすることは極めて難しいのです。この事情が、先の【図４】の左下と右下に描かれています。完全に一人ずつ壁ができていないことがわかります。問題の部分は右下で、同じ壁の中にいた2人の間では感染が起きてしまい、しかも感染時期にズレが生じて、感染のタイムラグが生じることを表しています。

壁をつくっている間に、真ん中の感染者（●）は治り免疫ができました。そのため、人にうつすことはなくなります（次ページの【図５】）。ところが、右下の例では、壁がないため治癒《ちゆ》する前に家族にうつしています。こうなると、うつされた家族が新しい感染源とな

図5　壁をつくっている間におきること

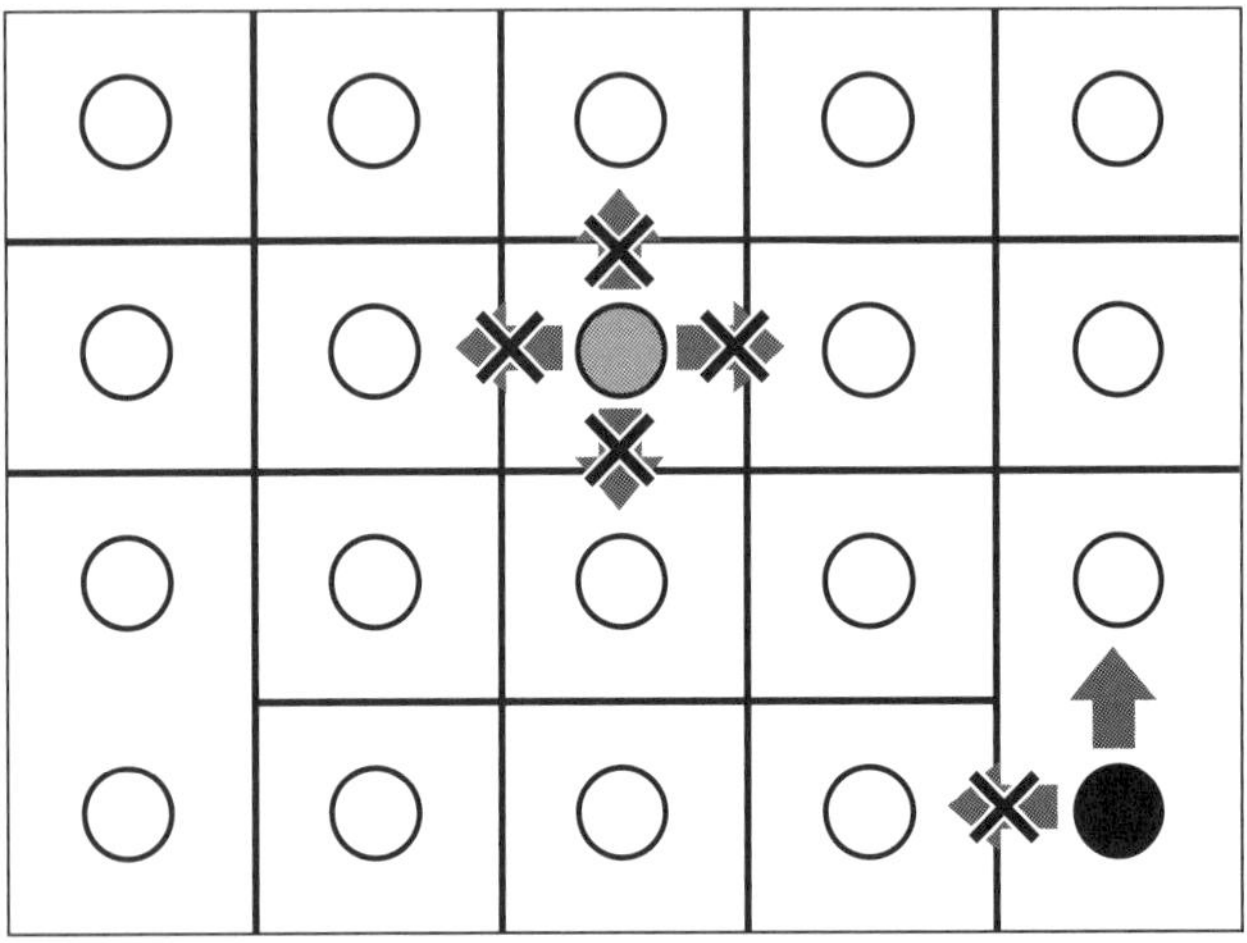

るのです。

倍々ゲームの連鎖を断ち切るには、強固な壁を長い時間にわたって保つことが必要になります。すなわち、人との接触をゼロにするような強硬な対策を、ワクチンや特効薬ができるまで継続する必要があるのです。つまり、ロックダウンを何年にもわたり続けることが求められるわけです。すでに書いたように、中途半端に壁を取り払えれば、再び倍々ゲームが始まってしまいます（【図6】）。

実際、中途半端に壁をつくって、途中で外した例として、ハワイが挙げられます。ハワイは日本人も大好きな観光地で

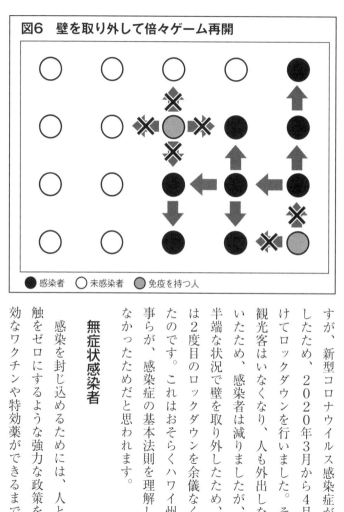

図6　壁を取り外して倍々ゲーム再開

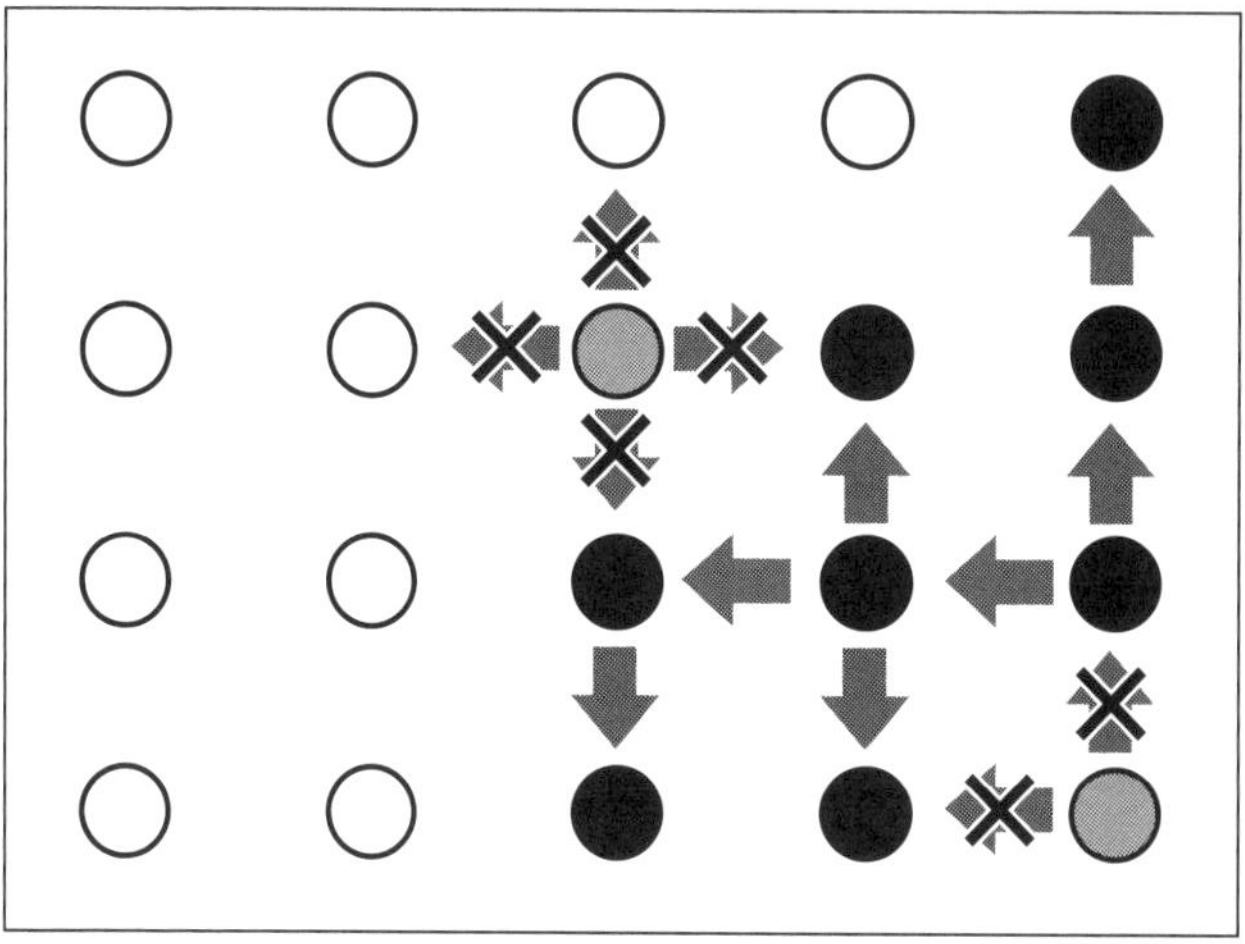

すが、新型コロナウイルス感染症が拡大したため、2020年3月から4月にかけてロックダウンを行いました。その間、観光客はいなくなり、人も外出しないでいたため、感染者は減りましたが、中途半端な状況で壁を取り外したため、結局は2度目のロックダウンを余儀なくされたのです。これはおそらくハワイ州の知事らが、感染症の基本法則を理解していなかったためだと思われます。

無症状感染者

感染を封じ込めるためには、人との接触をゼロにするような強力な政策を、有効なワクチンや特効薬ができるまで維持し続けなければならない、という話をしてきました。しかし、この強固な壁が必要ない場合があります。それが先述した集団免疫ができつつある場合です。

【図7】は、【図3】(19ページ)と同じように、感染して治った(免疫を持った)人が多くなった場合と同じように見えます。違いは壁があることです。言い換えれば、感染が進行して集団免疫ができつつあるなかで、壁をつくっているという状況です。しかし、この壁はほとんど意味がないことがわかります。●は感染者ですが、壁があるために動くことができません。しかし仮に壁がなく、あちこち動き回り、免疫がない人(○の人たち)と接触すれば感染することはありますが、その機会は限定的です。

読者の皆さんは、こんなバカげた状況は考えられないと一笑《いっしょう》に付《ふ》されるかもしれませんが、必ずしもそうとはいえません。数理統計モデルによるシミュレーションで、イギリスではすでに国民の半数以上が感染しているという指摘がなされていて、論争になりました。また、日本でもすでに集団免疫が獲得されていて、ほとんどの日本人は免疫をもっているという研究者もいるのです(上久保《かみくぼ》靖彦京都大学教授、高橋泰《たい》国際医療福祉大学教授の論文)。

図7　壁をつくっても無駄な場合

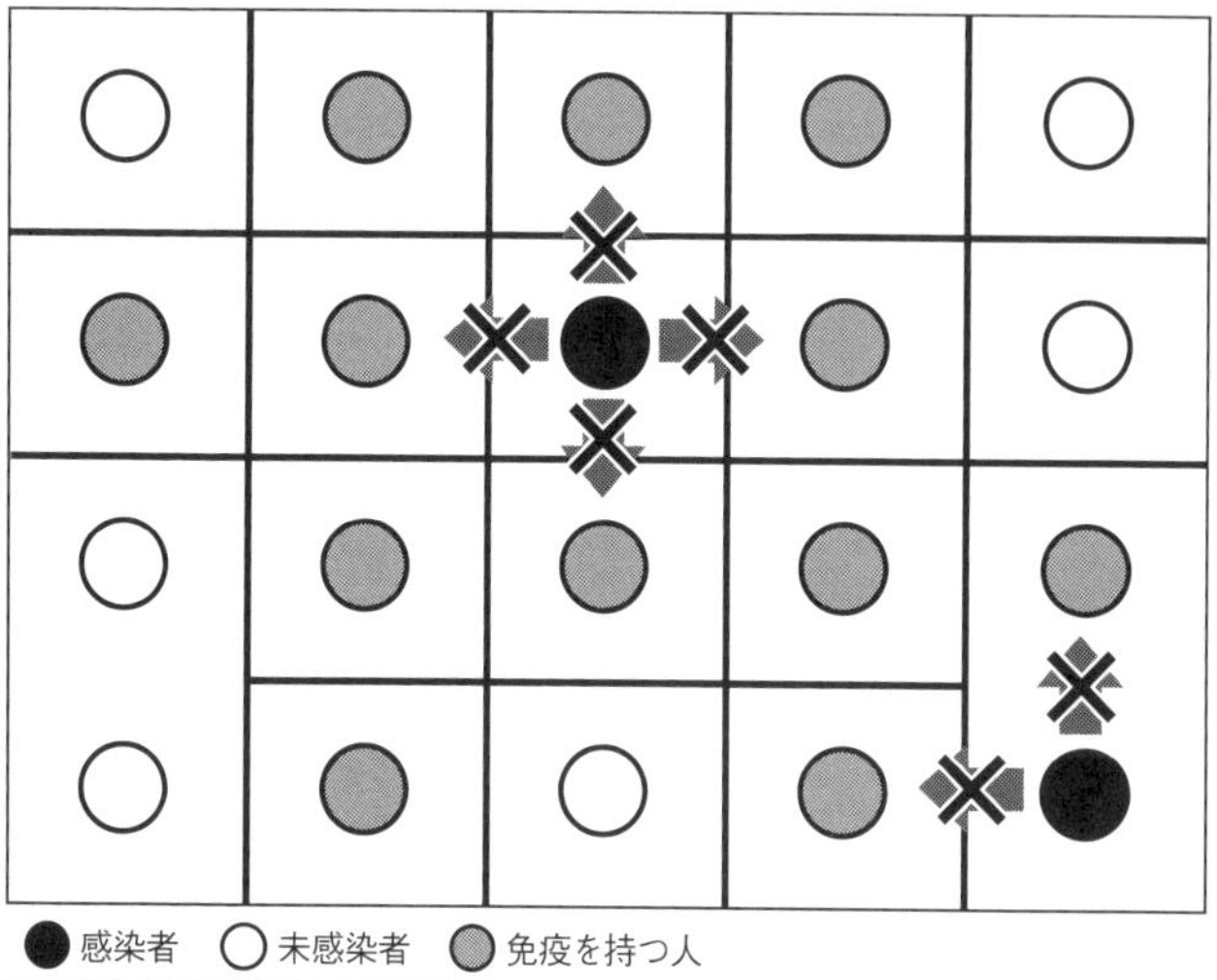

　この指摘が正しいかどうか、まだよくわかりません。しかし、症状の出ない感染者（無症状感染者）が相当数いると推測されている現実がこの議論の根本にあるのです。実際、中国の武漢市から日本に帰国した人のデータを使った研究では、感染者のうち30％は無症状、クルーズ船ダイヤモンド・プリンセス号のデータを使った研究では、約18％が無症状、イタリアのある一都市についての研究者の報告では50～75％が無症状、アイスランドの調査で50％が無症状だったという報告があり、数字的にかなりのばらつきがあるものの「無症状感染者」の存在は確認できます。したがって本当の感染者数が

わからないため、前ページの【図7】に近い可能性を指摘できないというのが現状です。

また、少し専門的な話になりますが、当初は抗体ができることによって免疫が獲得されると考えられていましたが、感染して免疫を持つ際には、抗体を作るB細胞（免疫をつかさどる細胞の一つで、抗体を産生する）ではなく、T細胞（リンパ球の一種で、骨髄で産生された前駆細胞が胸腺での選択を経て分化成熟したもの）が主要な役割をしているのではないか（細胞性免疫）、という報告があります（スウェーデンのカロリンスカ大学病院の論文）。

実際の感染者を調べるには、とにもかくにも、論より証拠です。スウェーデンで行われたように、無作為に選んだ人のT細胞の状態を調べることで、実際どの程度の人が感染して、すでに免疫をもっているのか、といった実験を早急に行う必要があります。

実際どうなっているかわからない状態での政策決定は、無意味なだけでなく、不必要なロックダウンなどで、社会経済活動のさらなる混乱を招くことになりかねないのです。

死者の絶対数だけが独り歩きする危険

ここまで、感染症の基本法則について書いてきましたが、一定のご理解をしていただけたでしょうか。次にここからは、感染症のパラドックスを論じてみたいと思います。

【パラドックス1】：感染から逃げるよりも感染したほうがいいかもしれない。

私たちには何としても病気から逃げたいという気持ちがあります。しかし、繰り返し強調しますが、**感染症の基本法則1「短い期間に複数の人々にうつす」**にあるように、感染症から逃げ切ることは、極めて難しいという命題があります。とすれば、逃げるよりも、いずれはかかるものとして早々に罹患《りかん》してしまったほうがよいという考え方も成り立つのです。

新型コロナウイルス感染症については、高齢者と基礎疾患のある人は重症化する確率が高いのですが、それ以外の人たちに関しては、季節性インフルエンザと同等か、それ以下という報告があります（第2章）。とすれば、若い世代（特に40代以下）はむしろ感染してしまったほうがよいかもしれないという見方もあるのです。昔は、はしか（麻疹《ましん》）にかかった子供がいると、その子の家に、「はしかをもらいに行く」ことがありました。麻疹は子供にとって新型コロナウイルスより致死性が高いと考えられるので、医学的にはかなり危険な行為だと思いますが、「どうせ逃げられないならかかってしまったほうがよい」という感染症に対する認識を、以前から人々は持っていたのだと思います。感染症と人間との付き合いは長く、古くは紀元前まで遡《さかのぼ》るので、そこから人類は感染症との付き合い方を学んでいたのでしょう。

「どうせ逃げられないならかかってしまったほうがよい」との考え方は、重症化しやすい個人にとってはリスクがありますが、集団として考えれば、極めて理《り》にかなっていると言えるのです。**基本法則2「いったん感染して治ると、少なくとも当面の間は、再び感染することがないし、他人を感染させることもない」**を思い出してください。社会や経済活動を維持するためには、若い人々を中心に多くの人々が感染して、集団免疫ができたほうが望ましいといえます（今は冬になり、医療がひっ迫しているので残念ながら無理になってしまいましたが）。

新型コロナウイルスについては、重症化して死亡する割合は、高齢者や基礎疾患のある人が、それ以外の人たちに比して大きいのです。この新型コロナウイルスの特徴は、1918年に大流行したスペイン風邪とは大きく異なります。スペイン風邪では若い世代から多くの犠牲者が出ました。しかし、新型コロナウイルスは若者が重症化することは多くなく、症状が出ないで治ってしまうことも指摘されています。報道では、若い人の中にも重症化し、死に至る者が出ている例が強調されてきましたが、若い世代でも、交通事故や自殺など他の原因で亡くなるケースはありますし、運動中の心臓発作や、食品などに対するアナフィラキシー反応で亡くなることもあるわけです。本来なら新型コロナウイルス感染症とこれらの疾患との死亡確率の比較が議論されてしかるべきで、今のメディア報道に見られるような新型コロナウイルスによる死亡の絶対数だけが独り歩きするのは危険です。これは報道姿勢の問題とともに、私たちが「集団における確率」で考える習慣がない、ということの表れでもあるのです。

どういうことか説明します。例えば新型コロナウイルスの死亡率を0・1％と仮定します。100人中0・1人。これが1000人になると1人、1万人では10人、10万人では100人、100万人では1000人、1000万人では1万人、1億人では10万人の死亡数となります。これが実数の怖さです。1万人の死者となれば、死亡率0・1％でも、社会に大きなインパクトを与えます。しかし、死亡確率は0・1％です。

日本は医療サービスが極めて充実した国です。ただしベッド数（病床数）は多いのですが、人口当たりの医師数やICU（集中治療室）の数は、他の先進国より少ないのです。現在（2021年1月）までのところ、なんとか医療崩壊（ICU崩壊）をおこさず、必要な人が人工呼吸器を使えていますが、私はニューヨークで医療崩壊がおきていたころ、人工呼吸器より酸素吸入器が必要らしいという情報を聞き、携帯酸素を買占めに走ったことがあります（内緒にしていましたが！）。

つまりこういうことです。いくら冷静に「率」で考えなさいといっても、「数」の多さは感覚的に怖いということです。季節が冬を迎えると、インフルエンザの流行とともに新型コロナウイルスによる肺炎が増える時期になります。２０２０年は、感染症予防の徹底で、手足口病《てあしくちびょう》などの流行が例年より低いとのことでしたが、今後、もし肺炎の患者数が増えても人工呼吸器が使えるよう、医療キャパシティを充実させてもらいたいと、祈るばかりです。「医療崩壊」の問題は第４章と第５章で詳述します。

強硬な隔離対策を講じるほど、その期間も長くなる

２番目のパラドックスは、対策を講じれば講じるほど、収束するまでに時間がかかるということです。

【パラドックス２】：強硬な隔離対策を講じれば講じるほど、その期間も長くなる。

読者の皆さんは、「えー嘘じゃないの！」と思われることでしょう。「ここ1〜2週間が正念場です」とか、「今、我慢すれば、なんとか封じ込められます」といった専門家と称する人たちや大臣の答弁などが繰り返し報道されていますから無理もありません。ところが、実際そうなるかと言えば、事はそう単純ではないのです。通常、私たちは、「今我慢すれば問題は早く解決する」と考えがちですが、その真逆の事態がおこっているのです。仮に、新型コロナウイルスの初発例がわかっていたとしたなら、その1人が他の誰にもうつさないように対策を講じることは可能です。しかし、新しい感染症であり、気が付いたときにはすでに広がっていたのが現実ですから、日本で騒がれ始めた2020年1月頃には、完全な封じ込めには、時すでに遅しだったと言えます。

繰り返しますが、ロックダウンのように強硬な対策をとると、感染は一時的に広がらなくなります。しかし、ひとたび手を緩めると、多くの人が免疫を獲得していない集団では速やかに感染が広がっていきます。ですから、効果的なワクチンができるか、飲めば一時的にウイルスが身体からいなくなるほど強力な特効薬が出来るまで、強硬な対策を継続しないと、感染のピークが後ろにずれるだけで、最終的に何もしない時と感染者数は同程度になるのです。このことに関しては第2章で改めて詳しく説明します。

強硬な隔離型対策を行う場合は、国内における人と人との接触を遮断《しゃだん》するだけでなく、海外からの人の流入も抑えなければなりません。新型コロナウイルスのワクチンに関しては、ウイルスの特性から、高い確率で予防効果のあるワクチンをつくるのは極めて難しいことがわかってきました（ワクチンに関しては第7章で解説します）。特効薬に関しても同様です。つまり、かなりの長期間、強力な隔離政策を継続させることが必要になり、「正念場」が、1～3週間ですむものではなく、何年あるいは何十年にもわたって、ワクチンができるまで続くことになります。加えて言えば、それだけの時間を費やしても、効果的なワクチンができるという保証はどこにもありません。つまり、強力な隔離政策を持続させることは、理論的には可能ですが、実際行うことは不可能に近いことがわかります。

では、新型コロナウイルスの流行状況はいったいいつ頃まで続くと考えればよいのでしょうか。一般的に感染症の致死率とその感染症の広がり具合は反比例します。SARS（重症急性呼吸器症候群）やMERS（中東呼吸器症候群）のような致死率の高いウイルスは限局《げんきょく》的な流行で抑えられました。ウイルスは小さいので1人で生きてはいけず、宿主《しゅくしゅ》とい

図8　対策の有無と期間による累積感染者数の違い（再掲）

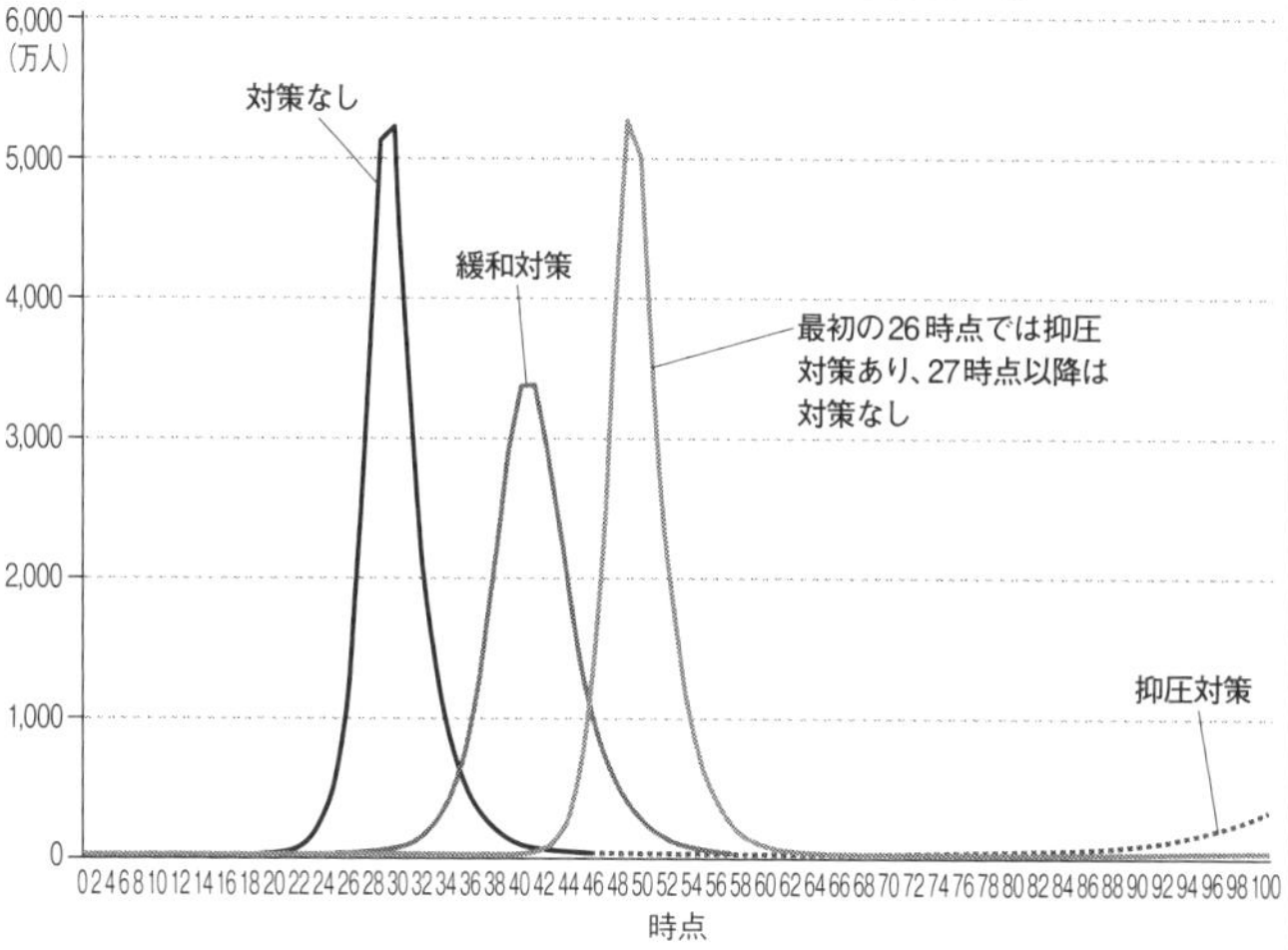

うお母さんが必要で、いわば、おなかの中にいる赤ちゃんと同じです。致死率が高いということは、お母さんを殺してしまう確率が高いということになります。つまり、ウイルスにしてみれば、〝自爆テロ〟になってしまい、あまり長く生存できないということです。新型コロナウイルスの致死率は、今のところ季節性インフルエンザと同等といわれていますので、ハーバード大学の研究にあるように、少なくとも2022年までは、この流行状況が続いていきそうです。

【図8】は、今まで書いてきたことを表したものです。ワクチンができるまで強力な隔離型政策を続けていれば感染者数は増え

図9　日本における肺炎による死亡者数の各月の1日当たり平均値

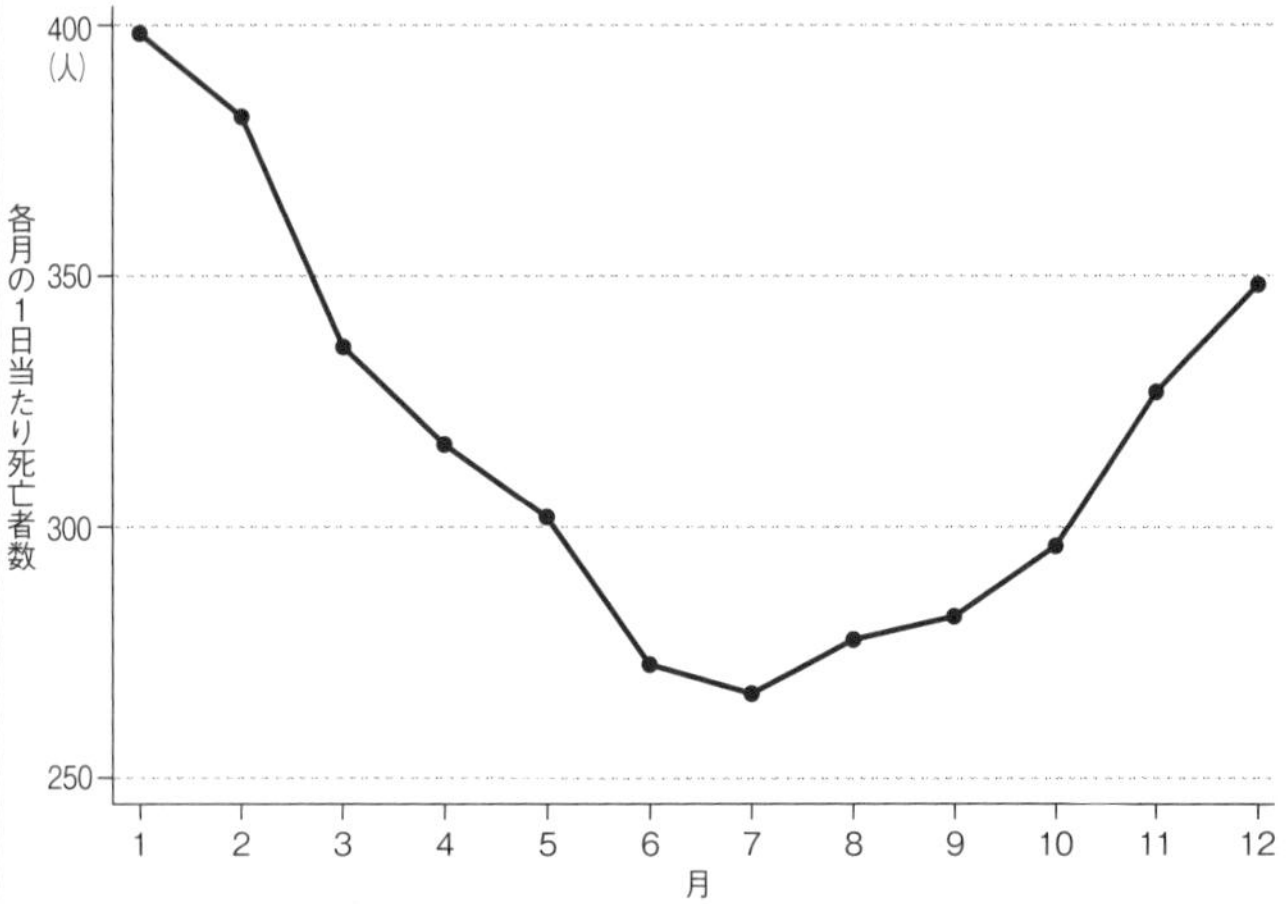

（出典）厚生労働省人口動態統計月報の2010年から2018年まで

ませんが、途中でやめてしまうと、感染者が急激に増えてしまいます。日本の場合、肺炎患者は6月から7月に激減します。その時期は、人工呼吸器も比較的余裕があります。ところが秋から冬になってくると、インフルエンザや他のウイルスによる肺炎が増えてくることがわかっています（【図9】）。

ひとたびかかれば一定期間、免疫はもちそうなので、既に自分が新型コロナウイルスに感染していることを願うばかりです。

第2章

報じられない本当の問題点

世界各地の状況

この章では、新型コロナウイルスの現状について書いてみましょう。

日本は世界的に見ても非常にうまく新型コロナウイルスを抑え込んでいる国ですが、他の北半球の国々と同様に、冬を迎え感染者数が増えています。

新型コロナウイルスの死亡者数は季節性インフルエンザを超えてはいないのですが、それにも関わらず日本の医療はひっ迫してきています。それは、第4章で解説するとおり、比較的医療機関に余裕があった夏に、厚生労働省と日本医師会がなんら仕組みをつくらなかったツケが回ってきており、思った以上に医療キャパシティが小さいという理由からです。

【図10】にあるように、いわゆる第1波では緊急事態宣言（2020年4月7日〜5月25日）が出される以前、2020年3月下旬から人の移動は減少に転じ、その後PCR検査の陽性者数は減少しています。第2波では陽性者数の減少に先立つ明確な移動量の減少は見られていません。第3波では、移動量が減少しているにも関わらず陽性者数は増えています。

これから考えると、感染力が弱まる春までは、ある程度強硬な、人の動きの制限を行うなどしないと、医療崩壊が現実のものになるという、かなり厳しい状況にあると思われます。

図10　日本国内の移動量とPCR検査の陽性者数の推移

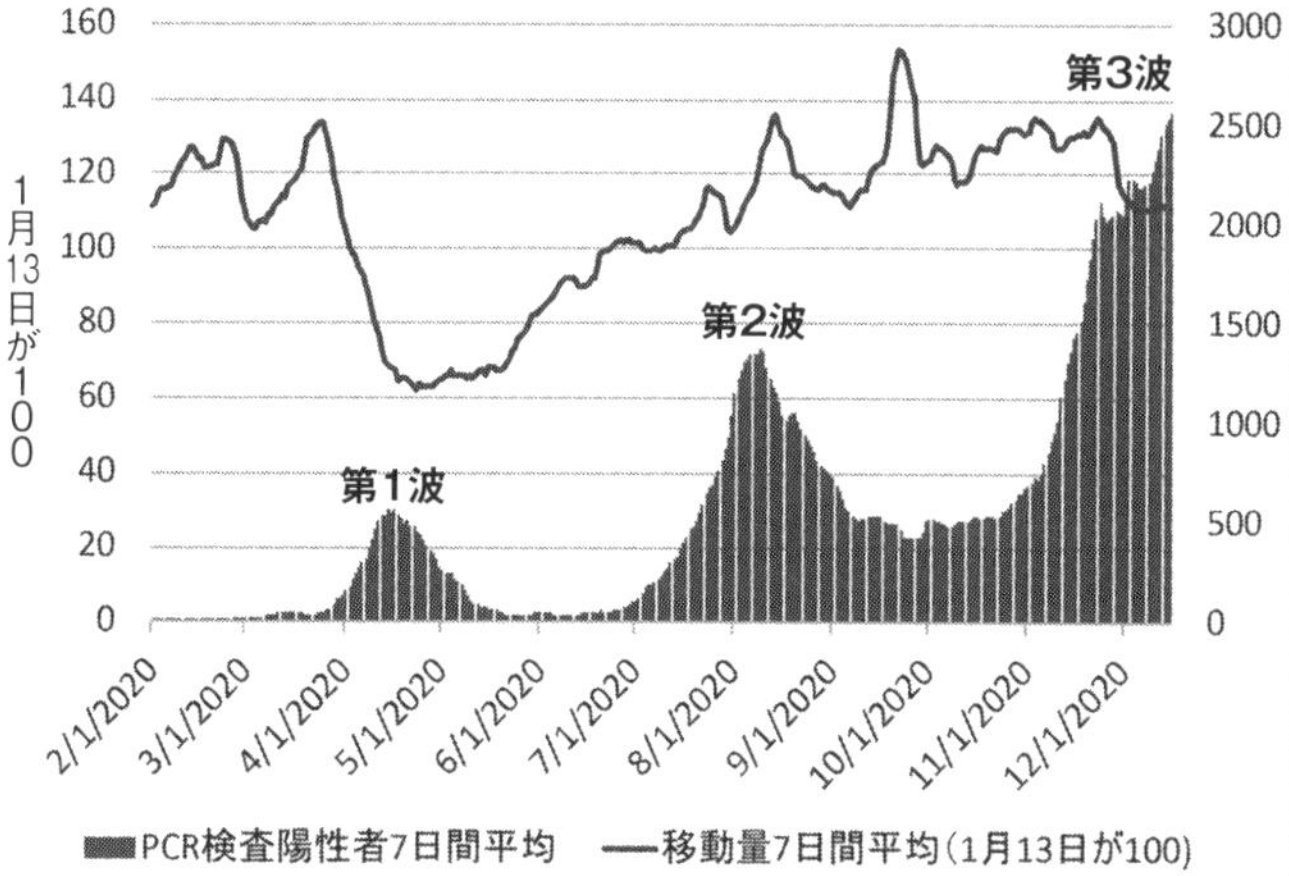

（出典）移動量はAppleの移動傾向レポート（https://www.apple.com/covid19/mobility）から関沢洋一氏作成。Driving,walking, transitの平均値を使用

ここではまず日本のほか、いくつかの国を例にあげることにします。

⑴スウェーデン

スウェーデンはロックダウンのような強力な対策が講じられていない国の代表であり、2020年8月には公衆衛生庁が、国民の約50％が新型コロナウイルスに感染し、集団免疫を獲得したと発表しました（のちにこれが誤りであることがわかりましたが）。他の先進諸国のような強力な隔離型対策を当初からとらず、中長期的に経済を回すことを政府が決定しました。スウェーデンでは死亡者数は2020年4月にピークを

図11　スウェーデンの感染者数、ICU入室者数、死亡者数(再掲)

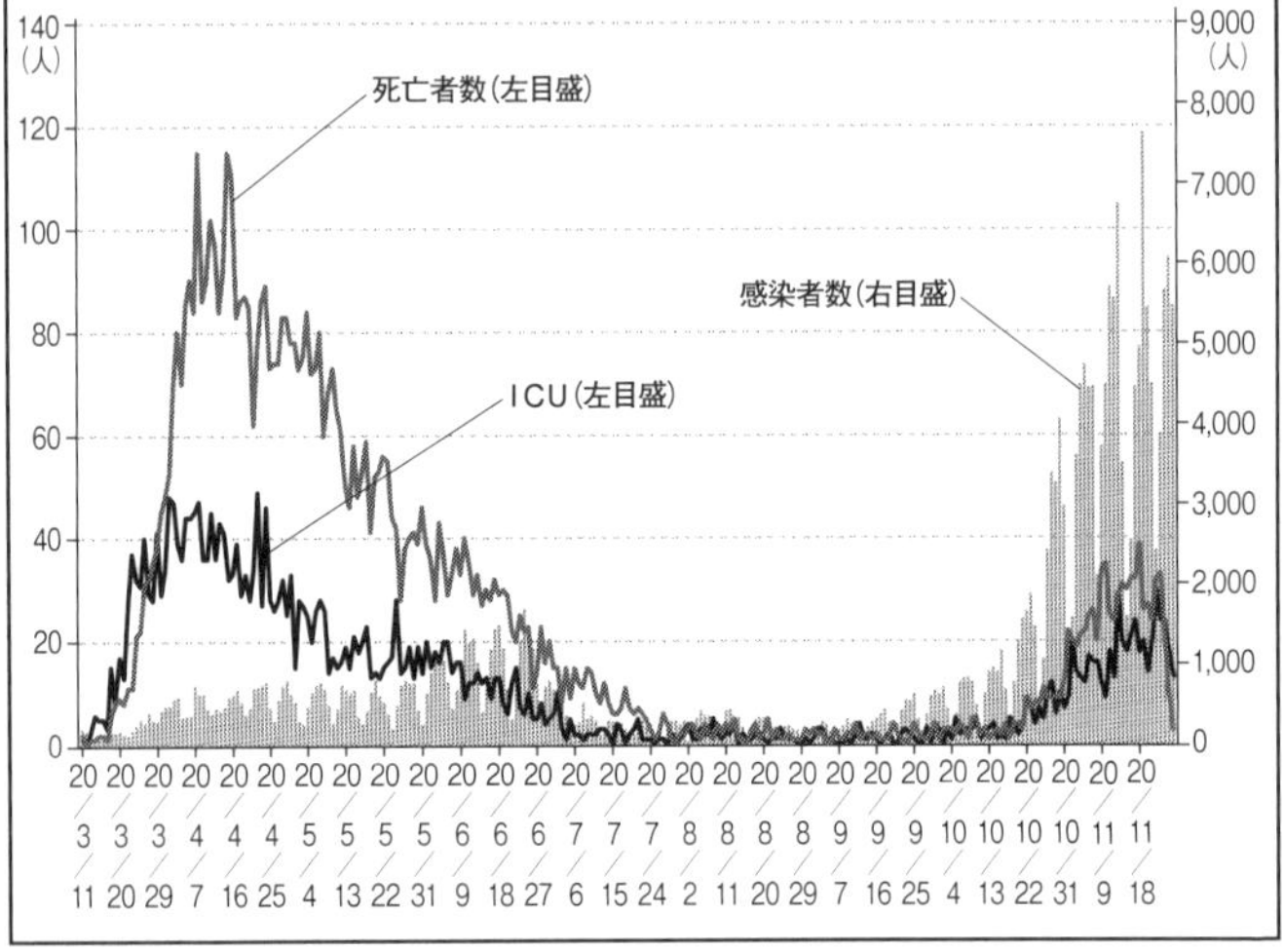

超えており、ICU（集中治療室）入室者も既にピークを超えました。その後、全体としてはゆっくりではあるものの、感染が収束し、夏にはICU入室者、死亡者がほぼゼロになりました。しかし、秋になって徐々に感染者が増え始め、死亡者も増えました【図11】。それゆえ、当初の緩和政策をやめ、他国と同様の外出自粛政策などを行っています。

誤解がないように申し上げますが、スウェーデン政府は集団免疫を当初の目的としていたわけではなく、社会経済活動を止めず、持続可能な対策としてロックダウンに頼らない緩やかな対策を選んだとしています。スウェーデンの政策が良かったか悪かったかを今論じるのは早計だと思いますが、80歳以上には原則として集中治療をしないようにしていても、患者数が増えすぎて、人の動きを制限しなければならない状況になっています。このため、スウェーデンの対策には批判も多くみられています。しかし、広域な医療崩壊を起こさず、社会経済活動を継続するためには、今後のスウェーデンの取り組みを追跡することは貴重だと思います。

⑵アメリカ

カリフォルニア州を皮切りに、ニューヨーク州などで強力な人の移動、すなわちロックダウンを行いました。営業している店舗はスーパーマーケットなどの必要物資を調達できるところだけで、職場は可能なかぎりテレワーク、学校はオンライン授業になりました。ロックダウンが成功した地域は感染者数が減ってきた一方、南部と西部では、ロックダウンをやめ、経済を再開した後、感染者の急増が目立ってきます。これは第1章の感染症の基本法則でも述べた通り、ロックダウンのような強力な感染抑制策をとると、その間は人と人との接触が抑えられるため、感染者は増えませんが、免疫を持つ人(=感染しにくい人)も増えないことを表しています。ですので、ロックダウンが強固であり、有効に行われた場合は、その間、感染拡大は止まるのですが、ロックダウンを解除すると感染が急増してきます。しかしながら、実際どれだけ感染者が増えているのか、その数ははっきりしません。日本をはじめ多くの国が行っているように、新型コロナウイルス感染症の流行が広まるとともに検査体制が拡充され、検査できる数も増えてきました。それに伴い、それまでできなかった人たちも検査を受けられるようになります。つまり、実際は感染者が増えていなくても、検査する数が増えてきたため、陽性者が増えた可能性もあるなど、どれだけ感染者が増えているのか、実数は判断しにくい状況なのです。

この他、季節が冬に入り感染者は増えましたが、後述するように新型コロナウイルスは夏に減り、冬に増加する季節性のあることがわかっていますから、今後ますます増えてくることが予想されます。2020年初めから春にかけて、感染爆発を起こしたニューヨークでは、夏に落ち着いた感染者数が秋以降増え始めています。しかし、春に比べて死亡者は少ない状態で推移しています。

(3)東アジア諸国

日本をはじめ、東アジアではG7諸国などと比べても感染が広まりにくいことは既に知

図12　G7諸国の毎日の感染者数（7日間移動平均）

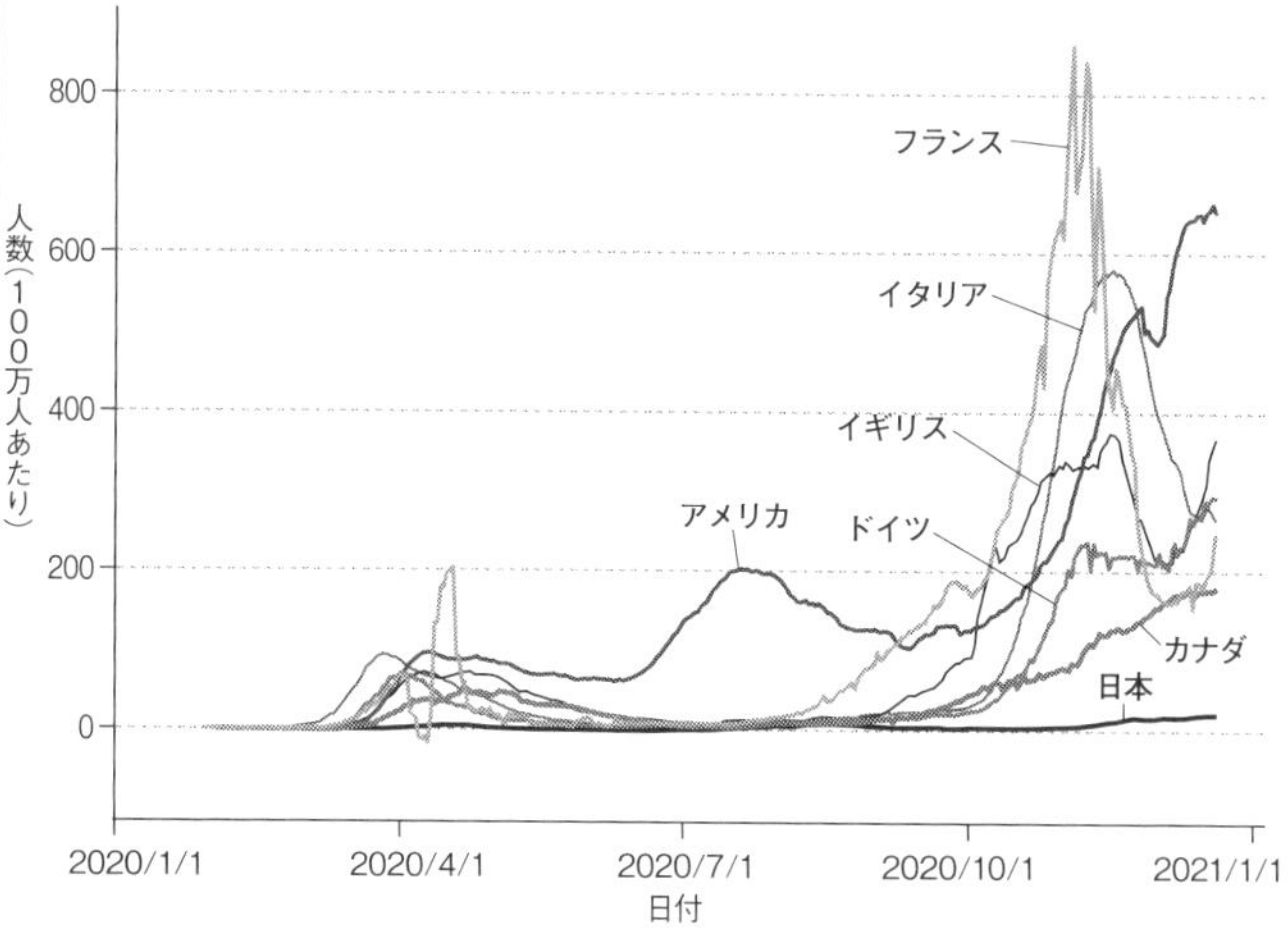

られています（【図12】）。その原因として当初、遺伝的にアジア人は新型コロナウイルスに感染しにくいのではないか、と言われました。しかし、最近の研究では、イギリスやアメリカに住むアジア系の人々が白人に比べて新型コロナウイルスにかかりにくい傾向は見られません。遺伝はあまり関係なさそうです。また、新型コロナウイルス以外に流行しているウイルスがあり、それに感染していると新型コロナウイルスに感染しにくいので、そのためではないか、という説もあります。これを交《こう》差《さ》免疫《めんえき》と呼びます。東アジアで従来型の風邪のコロナウイルス（今までわかっているのが4種類）が流行して交差免疫となったという説

もある一方、フランスの子供を対象とした研究では、従来型の風邪のコロナウイルスに感染した子供が、新型コロナウイルスに感染しにくいという結果は得られませんでした。実際、何が理由で東アジアの感染率が低いのか、今後もその低い状況が続くのかは、よくわかっていません。

わかってきた重要なこと

新型コロナウイルスに関してまだわからないことが多くあると書きましたが、徐々に重要なことがわかってきてもいます。

まず**季節性がある**ということです。これは何を意味しているかというと、6つのコロナウイルスのうち、ＳＡＲＳ（重症急性呼吸器症候群）とＭＥＲＳ（中東呼吸器症候群）という特に致死性が高いウイルスではなく、従来のコロナウイルスと同様のふるまいをするウイルスだということです。

実際に、新型コロナウイルスがどのように感染拡大していったかを示します。

スウェーデンは、政策のブレが小さいので、新型コロナウイルス感染がどのように広がっていったかを、把握することができます。

図11　スウェーデンの感染者数、ICU入室者数、死亡者数（再掲）

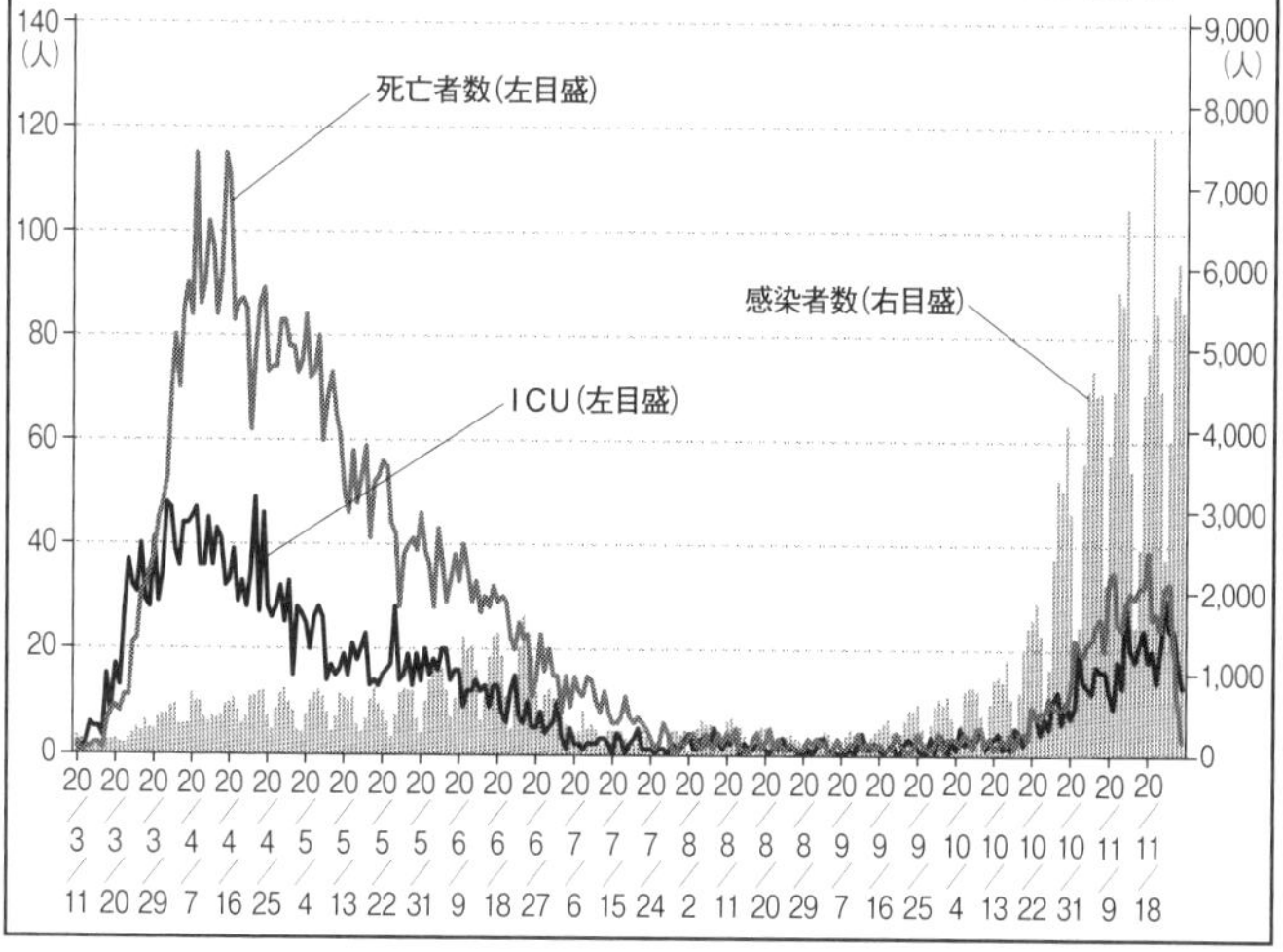

【図11】を見ると、春夏の間は感染者の数が少なく、ある程度の感染を受容しても一定の広がりを見せた後は落ち着いています。しかし、冬に向かうと再び感染拡大がおこっています。すなわち新型コロナウイルスには、従来の風邪コロナウイルスと同じように、季節性があることがよくわかります。

人類が今まで遭遇したことのない風邪ウイルスなので、今後、何度か罹患したり、ワクチンを打つことによって、免疫を獲得していくことになります。その間、幾度となく流行を繰り返し、将来的には、毎年流行する風邪コロナウイルスとして加えられることになるでしょう。つまり、新しいタイプの風邪を引き起こすのが新型コロナウ

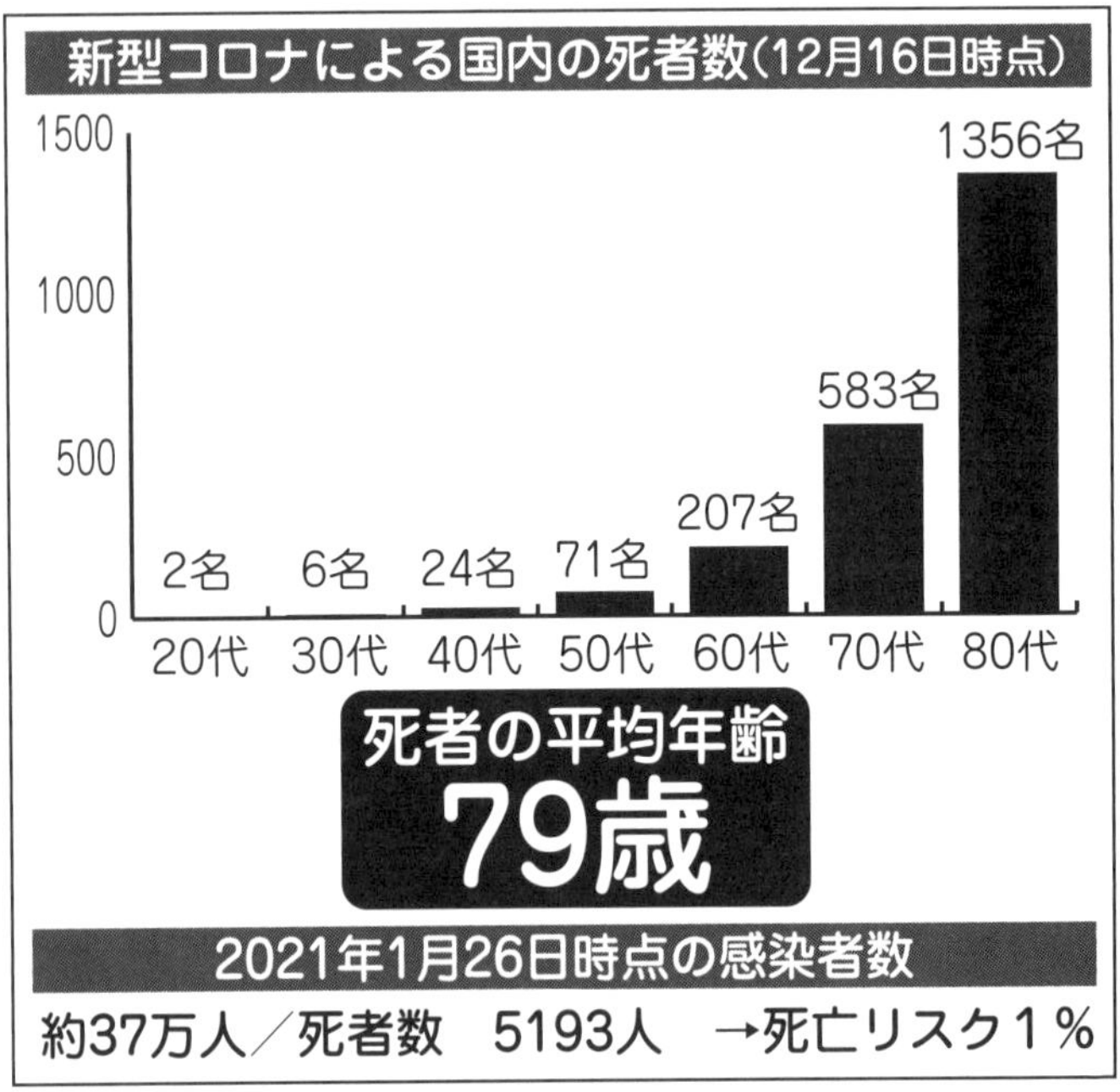

イルスなのです。

新型コロナウイルスと季節性インフルエンザのいわゆる毒性の違いが議論となることがありますが、2020年12月17日の『ランセット』に、新型コロナウイルスはインフルエンザよりも重症化しやすいという論文が掲載されました。

ではどのような人が重症化しやすいのでしょうか。

厚労省のデータにあるように、高齢者ほど、特に65歳以上の人は重症化しやすいことがわかっています。これは、感染率が低い地域でも、感染が蔓延《まんえん》している地域でも同様です。日本では新型コロナウイルス感染者の死亡率は約1％で、死亡者の平均年齢は79歳です（2020年12月16日現在）。

高齢者は通常の風邪やインフルエンザでも、肺炎を発症して死亡することが若い人より多く見られます。特に、新型コロナウイルスはインフルエンザより重症化しやすいとの報告があるので、重症化しやすい高齢者対策に重点をおく必要があります。

また、重症化しやすい危険因子としては、コントロール不良な糖尿病、肥満などの基礎疾患があげられています。基礎疾患を持つことで、体の免疫機能が低下することは、新型コロナウイルスに限らず、どんな感染症にかかった際にも同様ですので、常日頃からの健康管理が重要であることは、言うまでもありません。

感染力と再感染の可能性

次に、**新型コロナウイルスの感染力**です。

新型コロナウイルスでは症状が発生する前に人にうつす場合が多く、感染ピークは症状発生時か発生前といわれています。また、症状が発生してから感染力は7日以内に急速に減ることも報告されています。

さらに、症状の出ない感染者、いわゆる無症状感染者が多いことも報告されています。特に、若い世代では、無症状感染者が多く、高齢者とは違った免疫機構が関与している可能性も示唆《しさ》されています。

２０２０年12月23日、再感染の可能性に関して、とても重要な論文報告がイギリスでありました。それは、ひとたび感染すると、その免疫が半年から1年程度持続し、その期間は再感染する可能性がとても低くなるというのです。もともと、再感染は一定期間しないということは、いったん新型コロナウイルスから回復したアカゲザルが再感染しないという研究ではありましたが、人での研究によって確かめる必要があったのです。

２０２０年春に行った抗体検査の陰性者1万１０５２名、陽性者（新型コロナウイルスに対する免疫がある人）１２４６名を半年間フォローアップ（追跡調査）したところ、陰性者1万１０５２名のうち、フォローアップ期間中に症状が出てＰＣＲ検査で陽性になった人は89名、症状がなくてＰＣＲ検査で陽性になった人が76名でした。これに対して、春の抗体検査で陽性だった人の中で、症状が出てＰＣＲ検査で陽性になった人はいなかったということです（症状がなくてＰＣＲ検査で陽性になった人は３名いました）。新型コロナウイルスにかかり、いったん回復した人たちが感染しにくい――仮説として言われてきたことが、このフォローアップ研究によって明らかにされました。

メディア報道で再感染症例を取り上げて、その危険性をことさらクローズアップすることがありますが、再感染は稀《まれ》だと考えられます。レアケースを取り上げていちいち騒いでも、恐怖を煽《あお》るだけで、あまり益はないのです。

ちなみに、免疫に関しては、BBCニュース（2020年7月3日）で「新型ウイルスの免疫、予想上回る人が保持＝スウェーデン研究」と報じられました。

2020年5月初めに、既に新型コロナウイルスにかかったかどうかを調べるための抗体検査の結果、陽性となった人の割合は、スウェーデンの首都ストックホルムで約7％でした。第1章でも触れましたが、その後、カロリンスカ大学病院から出された論文によれば、新型コロナウイルスは、抗体により免疫ができるよりも、T細胞（リンパ球の一種で、骨髄で産生された前駆細胞が胸線での選択を経て分化成熟したもの）が関与する細胞性免疫が、より重要な働きを示すことが報告されました。

また当初、集団免疫獲得には、集団の60～70％程度が感染する必要があると考えられていましたが、その後、20～40％程度でも、集団免疫が成り立つという報告もされ、人口構成の多様性がある場合には集団免疫の閾値《しきいち》（変化が現れるのに必要な最小量）が40％程度まで下がるとされています。軽症者や無症状の人々については、抗体が活性化されていなくても新型コロナウイルスに対するT細胞による免疫を持っている人々が多く、抗体検査によって免疫の保持を測ると過小に評価されるという指摘もありました。

また、製薬会社の医学担当者に問い合わせたところ、やはり同じように「抗体を持つことと、新型コロナウイルスに対する免疫を持つこととの同義性に関してはわからない。しかし細胞性免疫が関与していることは明らかなので、抗体検査の陽性だけで判断可能かもしれない、新型コロナウイルスに対する免疫を、今は過小評価している可能性がある」とのことでした。

この見解が正しければ、抗体検査で陽性であれば、新型コロナウイルスに対する免疫を持っている、という可能性への一定の証明になるのではないかと思います。2020年12月にWHO（世界保健機関）がプレゼントを待つ子供たちを安心させるため「サンタクロースは免疫を持っている」と発表しましたが、これはジョークではなく、すでに感染しているからなのではないかと妄想しています。

新型コロナウイルスに対する免疫はかなりの人が持っているとの指摘も含め、今後の研究がまたれるところです。

マスクの予防効果はあるのか

マスクの予防効果に関する重要な論文も出されました。デンマークで5000人規模の人を対象にしたRCT（ランダム化比較試験＝臨床研究では治療を行う群と治療をせず観察のみの群の2つに分けて比較するが、2つの群に分ける際に無作為に分ける研究を指す）が行われました。マスクを1カ月間つけてもらうグループと、つけないグループにわけて、新型コロナウイルスに対する感染確率の差を見たのですが、統計的に差はありませんでした。ここからわかることは、新型コロナウイルスに対するマスクの予防効果ははっきりしないということです。これを言うと、「じゃあマスクはしなくてよいのか」と言われることがありますが、そうではありません。マスクはしたほうがよいのですが、その予防効果を過信して、「マスクをしていればどんなことをしても安心・安全」ではないということです。

治療薬の有効性

次に**薬剤の有効性**です。有効とされるワクチンが開発されました。人において、新型コロナウイルスに対する予防効果があるワクチンができたというのは、非常に画期的なことです。どの程度予防効果が持続するのか、中長期的な有害事象の発生はどの程度なのかなど、今後も見ていかなければならない問題点はありますが、ともかく、希望の光が見えてきました。ワクチンについては第7章で詳述します。

ワクチンは、新型コロナウイルスに感染するのを予防するものですが、かかってからの治療薬の研究も進んでいます。しかし、残念ながら、明らかな有効性が示されたものはまだありません。

アビガンをアルビドール（Arbidol）（抗インフルエンザ薬、日本は未承認）と比べた中国のランダム化比較試験（査読前）では7日後の回復割合はアビガンが116人中71人、アルビドール120人中62人で、有意差はなかったとされています。

レムデシビルは、中国のランダム化比較試験では（参加者237人）、症状改善までの期間にプラシボ群（薬効成分のない「プラシボ」を投与する患者の群＝無治療群）との間で有意差がなかったが、症状が出てから10日以内での投与だと、早く改善する可能性があったとされています。

レムデシビルについての暫定的な報告によると、プラシボ投与群よりも回復までの期間が31％早い（1％有意）とされています。回復の中間値はレムデシビルが11日、プラシボが15日。死亡率はレムデシビル投与群が8・0％で、プラシボ群が11・6％。なお日本救急医学会は「アビガンを重症例では推奨しないが、軽症状から中症に関しては弱く推奨」としています。

第1波と第2波の関係性

そのほか、1918年のインフルエンザの蔓延（いわゆるスペイン風邪）に関しては、**第1波と第2波の関係性**も報告されています。

スペイン風邪では、第1波で大きな損害の生じた地域の方が第2波での損害が少なかったことがわかっています。第1波を強力な社会的距離対策で乗り切った地域が、対策を解除した後で強い第2波を経験している。これは、第1波で強い損失を被《こうむ》った地域は第1波で感染者数が多かったために免疫ができていて、第2波による影響を受けにくかったことが推測されています。第1章で解説した感染症の基本法則2を思い出していただけたのではないでしょうか。このことは新型コロナウイルスの数理モデルにも反映されており、ハーバード大学の研究者によるモデルでも同様のことが言われています。

新型コロナウイルスがメディアを独占する理由

前述のとおり、日本は新型コロナウイルス対策の優等生国です。ところが、日本のメディアではそうした論調や報道はほとんど見られません。

そもそも、なぜこれほどにまで新型コロナウイルスに関する報道が連日連夜メディアを独占しているのでしょうか。その点について考察するとともに、メディアではあまり報じられない問題点について指摘したいと思います。

なぜ新型コロナウイルスがメディアを独占しているのか。それはまず、今まで人類が遭遇したことのない新しい感染症だったからです。

新型コロナウイルスはコロナウイルス属の一つです。人に感染するコロナウイルスは、6種類あることがわかっています。風邪の原因となる4つのウイルス、それにSARSと、MERSです。そして、一般的には飛沫《ひまつ》感染と接触感染で人から感染します。

飛沫感染とは、ウイルスなどに感染した人のくしゃみ、咳《せき》、つばからウイルスが放出され、他の人がそれらの中に含まれたウイルスを口や鼻から吸い込んで感染することをいいます。接触感染とは、感染者がくしゃみや咳などをする際に手で押さえ、ウイルスのついた手で周りのものにふれるとウイルスが付着して、それを他の人が触り、触った手で鼻や口を触ると粘膜からウイルスが入り込んで感染する状況が一般的です。手洗いや手指消毒などに予防効果があります。

元々、コロナウイルスは、風邪を引き起こすウイルスなのですが、致死性の高いSARSやMERSといった変わり種もいて、当然、新型コロナウイルスが、それらのように致死性の高いものであるかどうかという見極めも必要だったわけです。第三のSARS、MERSのような致死性の高いウイルスとなれば、きわめて大きな脅威です。

しかし、私たちは新型コロナウイルスと1年以上も付き合って来て、このウイルスが、SARSやMERSのような特別なものではなく、従来の風邪のコロナウイルスと近しいものであることがわかってきました。すなわち、他の風邪コロナウイルスと同様、冬に流行し、高齢者を〝好む〟という性質です。

「数」のインパクト

さらに、「数」の持つインパクトです。

私たちにとって新しい感染症であるということは、ほとんどの人が免疫を持っていないということです。それゆえ、感染が広がりやすく、感染者数が多くなります。２０２０年３月25日の流行当初にインペリアル・カレッジ・ロンドンから出された報告では、世界全人口のうち７億～８億人が感染するであろうと予測されています。これは全世界人口の約10％にあたります。日本の総人口は１億２７００万人程度ですから、その10％とすれば、１２７０万人が感染することになります。この数字を見ると多くの方が驚かれるかもしれません。それが、数のインパクトです。死亡する確率は高くなくても、集団の母数が多くなれば、実際の死亡者数も多くなります。

例えば、死亡率１％の病気があると仮定しましょう。これは１００人のうち１人が死亡する確率があるという意味です。「へえ、たった１人なのか」と感じる方が多いのではないでしょうか。これが、１０００人になると10人になります。２桁《けた》の死亡にはちょっとびっくり！　になるでしょうか。１万人では１００人です。え！　いきなり３桁！　10万人では１０００人、１００万人では１万人、１０００万人では10万人、１億人では１００万人となります。これらの数は、いずれも死亡率１％の場合です。疫学《えきがく》では、絶対数よりも率を用い、重視します。それは、数だけ比較しても１００人のうちの１人なのか、１０００

人のうちの1人なのかで、世界や国あるいは地方自治体という集団レベルでの対応が異なってくるからです。しかし、日々の報道に接している多くの国民は、国や世界の施策決定に直接携《たずさ》わっているわけではないので、絶対数に注目しがちです。事実、絶対数は社会的インパクトが大きいということは疫学入門の教科書にも示されており、第1章でも解説したとおりです。

「医療崩壊」とは何か

次にメディアがあまり報じない問題点を指摘したいと思います。

第一に、新型コロナウイルスに対する医療供給体制がかなり歪《ゆが》んでおり、一部の医療機関に大きな負担がかかっている問題です。

よく「医療崩壊」という言葉を聞きますが、医療崩壊とはICU（集中治療室）の崩壊を意味します。

日本は医療に関しては、基本的にフリーアクセスで、行きたい病院にどこへでも行くことができます。また、国民皆保険制度があり、私たちが払う医療費は先進諸国の中で極めて低額です。例えば、風邪やインフルエンザにかかると、多くの感染者は医療機関で受診するのですが、これは世界的には極めて稀《まれ》なことです。通常、他国では、風邪やインフルエンザ（軽症）にかかっても病院には行かず家で治します。この話をすると、「嘘ではないか」と驚かれる方もいるのですが、事実です。国民皆保険制度を持っているイギリスでは、国民が平等に医療を受けられるために、風邪などでの受診は、保険でカバーされません。

なぜこんな話をするかというと、「医療崩壊とは、自分たちが風邪や花粉症で熱やくしゃみが止まらないときに、自由に医療機関を受診できなくなることだ」と誤解している人をしばしば目にするからです。あまりに恵まれた医療アクセス環境にいると、時として自分たちがいかに恵まれているかを忘れてしまいがちです。

話を戻しますと、日本全域で医療崩壊を起こしているかといえば、私はそうはなっていないと思います。もともと病床数は多いけれども、先進諸国の中でＩＣＵとそれに対応できる医師数も不足していますが、新型コロナウイルス感染症の患者を受け入れている医療機関は一部であり、残りの医療機関は余裕があります。この一部の医療機関への負担が問題であり、この問題を是正しない厚労省や日本医師会、医療崩壊を声高《こわだか》に叫んでいるメディア、それに踊らされている世論の大きな問題でもあります。この点に関しては、第４章と第5章で述べたいと思います。

指定感染症の弊害

第二に、「指定感染症」に分類されていることの問題です。

感染症法では、1類から5類までの感染症があり、どの程度日本社会に影響を与えるかによって分類されています。1類にあるのは、天然痘、エボラ出血熱など、致死率が高く、バイオテロの兵器となるような病原体です。

指定感染症とは、感染症法第6条に規定されていますが、すでに知られている疾病《しっぺい》（1類感染症、2類感染症、3類感染症、及《およ》び新型インフルエンザ感染症を除く）であって、感染症法上の規定の全部または一部を準用《じゅんよう》（ある物事を標準として適用すること）しなければ、当該疾病の蔓延《まんえん》により国民の生命および健康に重大な影響を与えるおそれのあるものとして法令で定めるもの、とされています。

扱いとしては、指定感染症は感染症法上、1類から3類相当になり、新型コロナウイルスは、2類相当とされています（実際上の扱いは、エボラ出血熱、天然痘、ペストといった生物兵器に使われる感染症と同じ扱いですが）。

感染症法の分類

	主な措置	主な感染症
1類	入院勧告、消毒、交通制限	エボラ出血熱、ペスト
2類	入院勧告、消毒	結核、SARS
3類	就業制限、消毒	コレラ、腸チフス
4類	動物を含む消毒	E型肝炎、狂犬病
5類	発生動向調査	インフルエンザ、梅毒

新型コロナは2類相当（2類）

指定感染症法においておくことの最大の弊害は、重症者対応に集中できないことです。法令上、新型コロナウイルス感染症と判明した場合は、すべて保健所に報告されます。軽症者は入院しなくてもよいことになっていますが、現状を考えると、軽症者でも入院させることが少なくありません。感染者が多くなれば、それだけ保健所にかかる労力も増え、多くは重症化しない若年層の無症状感染者の対応をしなければならず、結果として本当に医療が必要な重症者の対応が遅れてしまう事態に陥《おちい》っています。

医療機関にも多大な負担をかけます。現在多くの病院では救急外来で、ガウン、ゴーグル、N95マスクなど「生物テロに相当する感染症」に準ずる装備が求められています。また、一人の患者が退室した後、消毒を行いますが、これに費やす時間はおよそ15分です。生死にかかわる人たちが救急外来に運ばれてくるので、この15分という時間は生死を分けることになりかねません。先述した装備は、新型コロナウイルス感染防御の限度を超えているように思います。つまり、これだけのことをしていないと世論が納得しない、という理由があるのではないでしょうか。このような物理的負担は限りある医療資源を疲弊《ひへい》させます。これでは何のためにやっているのかわかりません。

感染症法2類の代表例といえば結核があります。結核は適切な治療をしないと、死に至る重大な感染症です。それゆえ、結核患者が発生した場合、患者を隔離し、周りのいわゆる濃厚接触者が結核に感染していないか、発症していないかを確認し、感染が確認された場合は、適切な予防投薬が行われます。これらの予防投与の期間中は、保健所が定期的にフォローアップ（追跡調査）を行います。

日本はいまだ結核「中蔓延国」であり、多剤耐性《たざいたいせい》結核など難治《なんじ》性のものもあり、また、多剤耐性菌にかかった患者は、同様の結核菌を他者にうつす危険性もあることから、重要な疾患なのです。結核は世界的に見ても、GDPに影響を与える感染症として、WHOが最重要感染症として対策を行っています。特にHIV／AIDS《エイズ》と親和性が強く、HIV／AIDS感染者が結核にかかりやすく、また重症化しやすいことが世界的な問題となっています。

はたして、新型コロナウイルスがこの重大感染症と、生物学的に同等なのでしょうか。私は、そうではないと思います。加えて指定感染症の中に「また、生物テロ等の人為的な感染症を防止するため（後略）」とありますが、この文章から、指定感染症とは生物テロを想定した感染症に与えられる名前ということがわかります。流行当初なら、人為的なものか（生物テロか）あるいは、自然発生的なものかを見極める必要があり、指定感染症に分類するのは理《り》にかなっていたと思います。しかし、流行から1年以上が経過し、人為的にまかれたものではなく、しかも致死性は通常の風邪や季節性インフルエンザとほぼ同等ということがわかってきたのに、なぜ今でも指定感染症に分類したままでいるのか、理解に苦しみます。

指定感染症である限り、結核のように本人と濃厚接触者は基本的に隔離されます。「隔離」とは、感染している人のみならず、感染している疑いがある人をその他の人から遠ざけることで、英語は quarantine であり、患者のみを一般集団から離す isolation とは明確に区別されます。

感染者に対する差別意識

多くの人たちが、隔離されはしないかという恐れと怯《おび》えの感情を抱く感染症として、国は新型コロナウイルスを扱っていることになります。この恐れ、怯えは、一個人にとどまるものではありません。企業であれば、部所で感染者が発生すれば、その周りの社員たちもＰＣＲ検査などを受けさせられて、陽性なら出社できなくなります。大企業であれば、別部所から人員を補塡《ほてん》することも可能ですが、中小企業の多くは休職者が複数人であれば、経営が立ち行かなくなる可能性が高くなります。また、医療機関でひとたび感染者が見つかれば、他の医療スタッフも休まなければならず、人員に余裕がない中で、逆に自分たちの首を絞めているのが、この指定感染症の縛りなのです。

また、「隔離」という言葉からは、「忌《い》み嫌うべきもの」という印象を強く与えます。特に日本は穢《けが》れの文化があり、こうした感情は時として感染者に対し過剰な反応を生みます。医療従事者、特に新型コロナウイルスを扱っている人たちが、感染のリスクが一般の人々よりと高いというだけで家に帰れない、公共交通機関を利用できない、子供が学校などでいじめの対象となる、と報道されています。

東京などの大都市から地方に帰省するのが憚《はばか》られるのは、「感染を持ち込む」という恐れだけではないようです。人口の少ない地域では、個人の行動が容易に明らかになり、周囲が知るところとなります。どの家の誰が、いつ東京から戻ってきたなどという話は、大都市ではほとんど誰も知らないし、誰の興味も引かないことですが、地方では違った認識をもって受け取られる特徴があります。私の勤務するクリニックの看護師は、「家族は帰ってきても大丈夫だというけれど、もし自分が帰省して、その同時期に周りで新型コロナウイルス感染者が出たら、自分が感染を持ち込んでいなかったとしても、関連性を追及される。家族にも迷惑が掛かってしまうので、家族には会いたいけれど帰省しない（できない）」という話をしていました。

常に「感染したら、させたら、とんでもないことになる」という精神的負担は見過ごすわけにはいきません。日本人の他人を思いやる気持ちや、完璧主義は世界に誇れるものです。しかし一歩間違えると、このような差別意識や行き過ぎの潔癖《けっぺき》主義につながっているように思います。

社会的偏見に関しては、２００９年の新型インフルエンザ流行の際、国内発症例の高校生が、犯罪者であるかのような扱いをされ、行動を追跡されてしまったケースも記憶に新しいところです。

こうした現象は、感染者の足取りについて繰り返される報道をみても明らかです。感染者に対する差別は、わが国固有のものではありません。かつてペストが米国サンフランシスコ州の中国人コミュニティに蔓延した際、米国政府はこのコミュニティを隔離しました。そのなかで病気が蔓延し、政府の対応に不満を募らせた住民が暴徒化したのです。彼らは、米国政府をエビデンスに基づかない差別的行為を行ったとして訴え、１９００年、米国最高裁判所でアメリカ合衆国は敗訴しています。

情報攪乱(インフォデミック)

第三に、情報攪乱《かくらん》（インフォデミック）の問題です。

第1章の感染症の基本法則で述べたように、感染症は一時期に多数の人間にうつします。いわゆる倍々ゲームと呼ばれる形で広がって行きます。また、ウイルスは目に見えませんから、人々の恐怖心を煽《あお》ります。見えないもの、わからないものを知りたいのが人間の本性なので、様々な憶測《おくそく》に基づく情報が飛び交うことになるのです。それがたとえ事実でなくても、科学的根拠がなくても、人は未知のものに対して、いわば貪欲《どんよく》に情報を取り入れていきます。そこで自分が納得したり、興味があれば、それを当然のこと、正しいこととして受け入れてしまいがちです。

映画『コンテイジョン』（米国、2011年、マット・デイモン、ケイト・ウィンスレット他）は、未知の感染症が広がりを見せる状況を描いたフィクションですが、感染症という目に見えない疾患によって、人々が不安に陥り、それが社会不安や政治経済にまで影響する様子は、まさに今の新型コロナウイルスの状況と重なります。映画でもメディアに登場する様々な専門家が、それぞれてんでばらばらのことを発言し、人々はその情報に翻弄《ほんろう》されます。ある時、「レンギョウ」という薬草がその感染症に効くというデマが流れ、人々はレンギョウを求めて狂気に駆《か》られて行きます。いかに人は見えないものに対して不安になるか、人間の特性を改めて思い知らされます。

ちょうど、PCR検査に対して、内外のメディアが「PCR検査数を増やすことこそ、新型コロナウイルスから人々を救うのだ。それを行わない政府はけしからん！」といった意見を毎日繰り返し報道しているのとオーバーラップしてしまいます。PCR検査は新型コロナウイルスに対する特効薬ではなく、感染したか否かを調べるための補助的検査です。100%信頼できる検査など存在しないので、当然PCR検査もその信頼性は完全ではありません。また、感染率が低い日本のような状況下においては、的確に陽性者を陽性と判断する確率も低くなってきます。そうであっても、ひとたびPCR検査を受けることによって新型コロナウイルスから救われる、という思い込みが人々の意識に刷り込まれて、判断を誤らせてゆくのです。PCR検査の問題点については第4章で解説します。

『コンテイジョン』のモデルは、アメリカ海軍主導で行われた天然痘バイオテロのシミュレーション演習「ダーク・ウィンター」だといわれています。ダーク・ウィンターを実際に指揮したのは、D・A・ヘンダーソン博士です。ヘンダーソン博士は、WHO初代天然痘根絶チームを率いて、天然痘を根絶した人物で、「大統領自由勲章」を受章したいわゆるビッグガイ（大物）です。私の恩師でもあり、亡くなる1年ほどに前に訪問した際には、バイオハザード・マークのネクタイを締めていたのを印象深く覚えています。ダーク・ウィンターでは、ニュース・キャスターが毎日の感染者数と死亡者数を淡々と伝え、数が増える中での人々の狼狽《ろうばい》ぶりや政府機関が機能しなくなるさまをも、そのキャスターが伝えていくのですが、天然痘という致死率30％を超える感染症の中で、人も組織も冷静な判断ができなくなっていきます。当時のジョージ・W・ブッシュ大統領は、このシミュレーションを見て、総人口分のワクチンを備蓄することに決めました。その時の状況に関してへンダーソン氏は「大統領は、自分たちの国がバイオテロに対して無力であることを知った。とにかくワクチンが必要だと言った」と話してくれました。

新型コロナウイルスの致死率が、天然痘ウイルスの致死率を上回ることは決してないでしょう。ところが社会の動揺ぶりは、ダーク・ウィンターと同程度といっていいかもしれません。

こうした情報攪乱を防ぐ方法は、政府や厚労省がその時々に正しい情報（科学的根拠に基づいた情報）を発信し続けることです。それ以外の手立てはありません。


それにしても、新型コロナウイルスがこれだけ恐れられる背景には、一般の人々にとって「コロナウイルス」の名称が馴染《なじ》みのないものだったことも起因しているのではないでしょうか。医療従事者や、感染症の研究者にとってコロナウイルスは聞きなれた病原体ですが、一般の多くの人にとってインフルエンザウイルスは知っているけれど、コロナウイルスは聞いたこともなかったのだと思います。このように至極《しごく》単純なことが現実を表していることは、よくある話でもあります。

第3章

日本に必要な感染症対策

世界最高位の理系名門大学が示した戦略

前章にも書いた通り、ワクチンが開発されるという、希望がもてるニュースが発表されました。しかし、日本でワクチン接種が開始されるのは早くても2021年2月下旬だろうと考えられます。また、臨床試験においては、新型コロナウイルスに対する予防効果は得られているものの、どの程度その効果が持続するかはよくわかっていません。それゆえ、現存の感染症対策を同時に進める必要があります。

ワクチンを含む薬剤を使用しない感染症に対する戦略には3通りあります。大きくは、①「抑圧戦略」と②「緩和戦略」という2つが基本的な柱ですが、冬を迎えた北半球では、どこでも新型コロナウイルス患者が増えて、これが抑圧戦略で、これが緩和戦略だ！ という明確な区別もなくなってしまいました。そこで、現在ほとんどの国々が、抑圧戦略と緩和戦略を組み合わせた③「ジグザグ戦略」を採用しています。抑圧戦略と緩和戦略という2つの戦略は世界最高位の理工系名門大学であるインペリアル・カレッジ・ロンドンのコロナウイルス対策チームが作成したレポート（"The Global Impact of COVID-19 and

Strategies for Mitigation and Suppression" ２０２０年3月26日。以下では「ＩＣレポート」）に紹介された戦略です。この抑圧戦略と緩和戦略という2つの基本戦略をもとに得られる、今の日本に必要な感染症対策に関して言及したいと思います。

まず緩和戦略は、感染速度を遅くすることに焦点を当てていますが、必ずしも感染の拡大を止めることを主目的にしているわけではありません。この戦略が目指すところは、感染によって重症化するリスクが最も高い人々を感染から守りながら、医療への需要のピークを減らすことです。

これに対して、抑圧戦略は、感染の拡大を止めることを目指しています。つまり、感染者の数を低水準にまで減らして、その状態をずっと維持するのが目標です。

これらの戦略が「ＩＣレポート」で出された２０２０年3月時点で、新型コロナウイルスに対するワクチン開発は少なくとも1年から1年半はかかると指摘されており、まさにその通りになったわけですが、抑圧戦略は効果的なワクチンがない中で、人と人の間の接触を防いでウイルスの伝染を減らすことが目指されています。言い換えれば、人と人との接触を避ければ感染拡大は抑えられるということです。「ＩＣレポート」では具体的に、投薬以外の社会様式の変化という、5つの介入策(NPI、non-pharmaceutical intervention)が提示されています(【図13】)。

もともとイギリスは、緩和戦略を目的としていました。しかし、一つ一つの対策では効果が限られていて、感染拡大において実効性をもたらすには、複数の介入方法の組み合わせが必要とされたのです。

もっとも効果的な緩和戦略としては「症状発症者の自宅隔離」と「自発的な家庭隔離」と「70歳以上や基礎疾患をもつ人の社会的距離戦略」を組み合わせることです。「ICレポート」ではこの最適な組み合わせにより、医療機関にかかる負担を3分の2に減らし、死亡者数を半分にできるかもしれないと試算しています。

しかしながら、この方法を用いて感染者数を減少させても、依然として、数十万人が死亡し、医療(特にICU〈集中治療室〉)がキャパシティをはるかに超えてしまうと予測されています。すなわち医療崩壊です。この推測から、「ICレポート」では抑圧戦略をとることができる国であれば、それも選択肢として残されているとしています。実際、医療崩壊の可能性が高いことから、緩和戦略直後にイギリス政府は方向転換を行い抑圧戦略をとりました。

図13 ICレポートで検討されている5つの介入策の概要

（対策）	（概要）
症状発症者の自宅隔離	症状のある人々は7日間は家にとどまって、家庭外接触をこの期間中に75％減らす。家庭内の接触は変化なし。70％の家庭がこの対策を遵守することを想定。
自発的な家庭隔離	ある家庭において症状がある人が特定された場合、その家族全員が14日間家にとどまる。この隔離期間は家庭内の接触は倍になる。地域（コミュニティ）における接触は5％減る。この対策は50％の家庭が遵守することを想定。
70歳以上の社会的距離戦略	職場における接触を50％減らし、家庭内の接触を5％増やし、他の接触を75％減らす。この対策は75％遵守されることを想定。
全国民の社会的距離戦略	全ての家庭が家庭外、学校、または、職場以外の接触を75％削減する。学校内の接触は変化なし。職場での接触は25％削減する。家庭内の接触は25％増えると想定。
学校と大学の閉鎖	全ての学校を閉鎖し、25％の大学は運営し続け生徒の家族との接触は閉鎖期間中に50％増える。地域における接触は閉鎖期間中に25％増える。

（出典）ＩＣレポート（P.6）

「ＩＣレポート」では、抑圧戦略をとるためには、最低限、「全国民の社会的距離戦略」と「症状発症者の自宅隔離」と「自発的な家庭隔離」が必要とされ、さらに「学校と大学の閉鎖」で補わないといけなくなるかもしれないとしています。しかし、このような徹底した戦略をとって、感染が抑えられても、働けなくなる人々が増えたり、医療現場において、負の影響をもたらすかもしれないとも「ICレポート」は指摘しています。大学病院の職員なども休職を余儀なくされるからです。

抑圧戦略は、感染者数を低いレベルに抑えそれを維持するのを目標とするため、効果的なワクチンができるまで、人との接触を避け続けなければなりません。日本でいえば、2021年の春までずっと、ロックダウンを続けるということになります。

なぜそこまで徹底しなければならないかというと、ロックダウンを解除すると人との接触の機会が増え、感染者が大きく増加してしまうからです。もしも徹底した感染者の把握と、感染者を発見した際の徹底した追跡をすれば、一時的に抑圧戦略を緩めることができるかもしれませんが、感染者が増えれば、また強硬なロックダウンをしなければならなくなります。「ICレポート」では、中国や韓国の経験から抑圧戦略が短期的には可能だと指摘していますが、長期的に可能かどうかはわからないとしており、抑圧戦略に伴う途方もない社会的・経済的コストが人々の健康度や幸福に著しい《いちじるしい》インパクトを及ぼすかもしれないとも指摘しています。

「ICレポート」は疫学研究者が極めて緻密《ちみつ》なデータ分析を行い、2020年3月という感染流行初期に出されたものですが、現在の状況を的確に予測しています。なお考察部分で、レポートが出された時点では新型コロナウイルスに対しては、抑圧戦略が唯一の実行可能な方法としています。その理由として、最適な緩和戦略をとった場合であってもピーク時の患者数が一般病棟とICU双方のキャパシティの8倍を超えると予想されたからです。前述のとおり、イギリスのジョンソン政権は、2020年3月12日の記者会見で緩和戦略をとる旨《むね》を表明していましたが、その後のイギリス国内とイタリアの情勢を踏まえて結論が変化し抑圧戦略をとりました。

その一方で、先程も触れたように、「ICレポート」では抑圧戦略を長期的に継続することに成功するかどうか、全く確信がないとしています。ここまで長期間にわたって社会を遮断する効果を有する公衆衛生上の介入は、これまでに試みられたことがないからです。2020年春頃まで、台湾、ニュージーランド、韓国などが採用していましたが、実際今も抑圧戦略をとり続けている国は、稀《まれ》なのではないでしょうか。

大半の国がとっているジグザグ戦略

それでは、日本をはじめ現在ほとんどの国々がとっているジグザグ戦略と、その他の戦略（抑圧戦略と緩和戦略）に関してより詳しく見ていきましょう。以下の解説は、独立行政法人経済産業研究所上席研究員の関沢洋一氏、京都大学大学院教授の藤井聡氏と私が共同発表した論文が基本となっています。詳しくは「高齢者と非高齢者の2トラック型の新型コロナウイルス対策について」（http://j-strategy.com/opinion2/4754）をご参照ください。

第2章でも述べてきたとおり、新型コロナウイルスは、ＳＡＲＳ（重症急性呼吸器症候群）、ＭＥＲＳ（中東呼吸器症候群）といった致死性の高いコロナウイルスではなく、5種類目の風邪コロナウイルスといっていいものです。しかし、新しい感染症なので、免疫を持っていない人が多く、感染者が増えて、高齢者を中心に重症者数が多くなることが予想されています。重症者が増えれば、現存のＩＣＵ（集中治療室）のキャパシティがパンクして、医療崩壊をもたらしてしまう可能性があるのです。そのため、限られた医療キャパシティのもとで、多くの人々が免疫を獲得するためには、2年間にわたって強力な感染防止対策と、緩い対策を交互に取り続けることが必要とされます（「ジグザグ戦略」）。人と人との接触を減らすためには、飲食店の営業時間短縮、帰省の自粛、テレワークなどの方法がありますが、もっとも強硬なやり方はロックダウンです。

図14　ジグザグ戦略と抑圧戦略

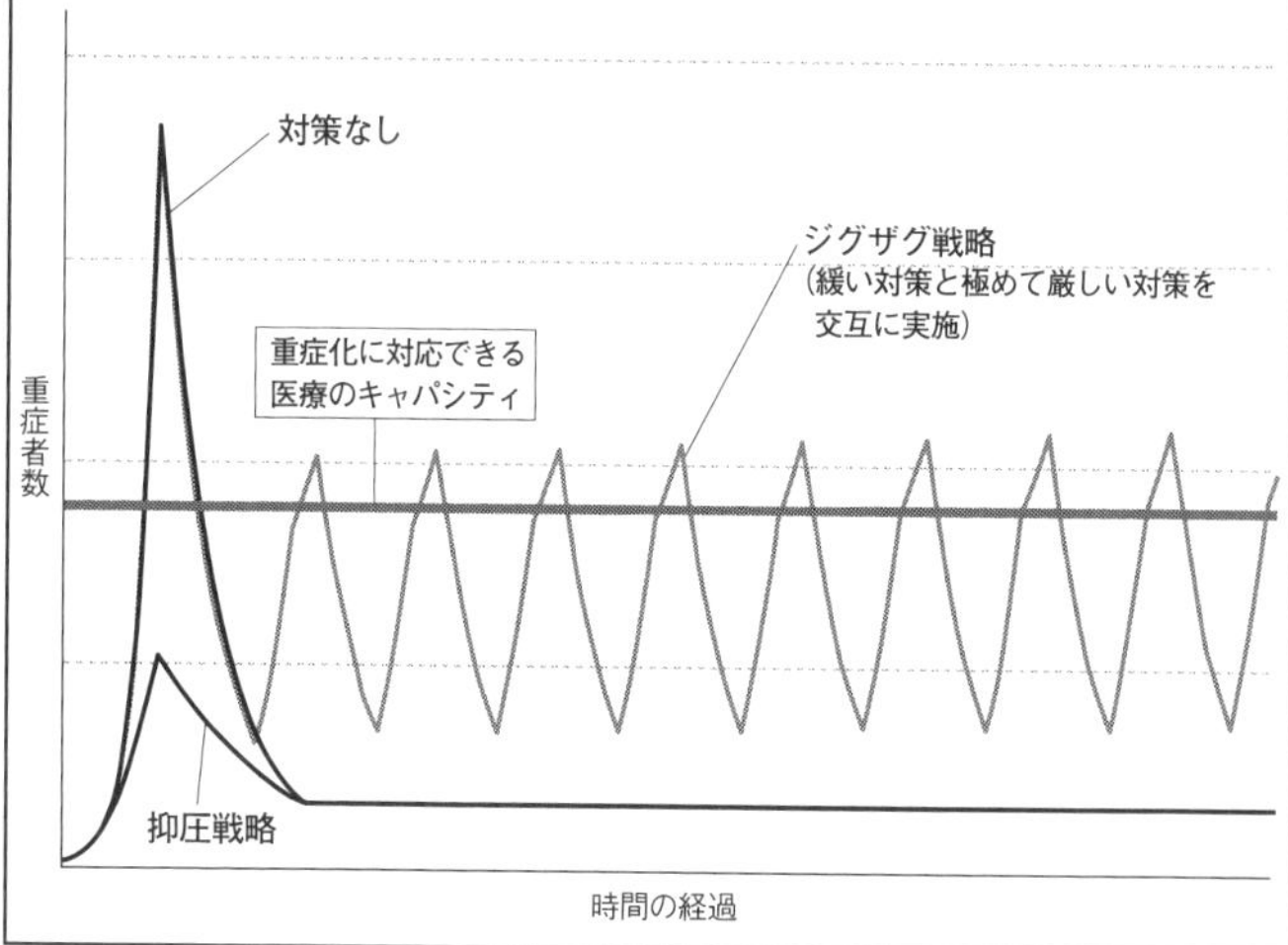

もう1つの選択肢として、感染による免疫の獲得すら目指さず、強力な感染防止対策をワクチンや特効薬が利用可能になるまで継続する方法です（「抑圧戦略」【図14】）。

ジグザグ戦略と抑圧戦略は、いずれも一時期あるいは長期にわたって人との接触を減らす強硬な対策を要します。この2つのプランに類似したプランは、どの国においても長期的に行われたことがありません。そのため、この2つのプランを実際に続けられるかどうかはまだわかりません。また、経済恐慌、社会不安、暴動、自殺の増加、人々の心身の健康悪化、教育水準の低下など、様々な問題が発生することも懸念されています。

こうした負の要因によって、この2つのプランは、たとえ新型コロナウイルスによる死亡率を減少させたとしても、他の疾患による死亡を増加させる可能性があります。例えば、医療従事者の数が多くない現状で、新しい病気（新型コロナウイルス）に人材を回すので、ほかの重要疾患に対するケアを削らなければならなくなります。

現在（2021年1月）新型コロナウイルスは指定感染症2類に分類されていますので、新型コロナウイルスを扱う医療機関がその診療のメインとなります。こうした医療機関の多くには、がん、心血管障害、脳血管障害患者が入院しています。また、救急医療を担《にな》っている医療機関も多いことから、病床をもたないクリニックなどと比べて、医療体制への負担が大きくのしかかります。インフルエンザやＭＲＳＡ（メチシリン耐性黄色ブドウ球菌）などといった他の感染症以上に感染予防を徹底して行わなければなりません。

その結果として、定期手術を減らしたり、新型コロナウイルス以外の病棟を、新型コロナウイルス病棟へと変更しなければならなくなっています。感染リスクを減らすために、移植手術を控える病院もあります。例えば、がんにかかり手術が必要な人が、その延期を余儀なくされることになります。がんのステージは上がればその生存確率が低くなりますので、すぐに手術を行わないことによって、死亡率が高くなる可能性は無視できません。さらに、移植手術も必要であるのにできないことは、臓器提供を受けられないで、病気が重症化したり、死亡率が高くなるリスクがあります。それだけではありません。人の動きを止めれば経済活動が止まります。その結果、経済状況の悪化による社会不安、倒産失業による自殺者の数は増えていきます。

また、肺炎の患者は夏に少なくなって冬に多くなることがわかっています。ジグザグ戦略において、強めたり緩めたりする時期が感染拡大の推測とあわず、医療がひっ迫してしまうことも考えられます。冬を迎えた大阪府が実際そうなっています。

さらに冬にインフルエンザや他の肺炎の流行が重なって、かえって被害が拡大することも懸念されます。

国民の「飽き」という問題

このように考えるとジグザグ戦略や抑圧戦略は、新型コロナウイルスによる死亡率は減らすことができたとしても、それ以外の死亡率を上げてしまう可能性がありますし、何よりも社会経済的に大きな損失を与えてしまいます。

現在ほとんどの国がジグザグ戦略をとっていますが、実際は、先の【図14】のようにきれいなジグザグを描いているわけではなく、抑圧の期間や緩和の期間は各々の状況によりまちまちです。また、人の行動の抑え方もそれぞれの国によってバリエーションがあります。感染が増えてきて医療に負担がかかるようになったら、行動制限や店舗の時短などを行う国もあれば、法的措置を講じる国もあります。一見、経済と、感染拡大をバランスよくとっているように見えますが、そうとも言えないのが現状です。医療に負担を与えないというのは大きな利点ですが、欠点もあります。

まず、「感染者が増えたら、また自粛を呼びかけられる」という不安があるため、安定した経済活動が行えないという問題があります。

二つめに、人の動きを制限すれば、すぐに感染者数が抑えられるわけではありませんし、必ずしも十分な効果が得られないという問題があります。

前掲【図10】から、日本では2020年4月7日に緊急事態宣言が出されましたが、人々の行動自粛はこれ以前に起こっていることがわかっています。すなわち、日本人は、政府に言われなくても自分で行動を自粛したということです。これにより、4月半ばで、いわゆる第1波の感染がピークアウトしました。しかし、いわゆる第2波と呼ばれる7月

図10　日本国内の移動量とPCR検査の陽性者数の推移（再掲）

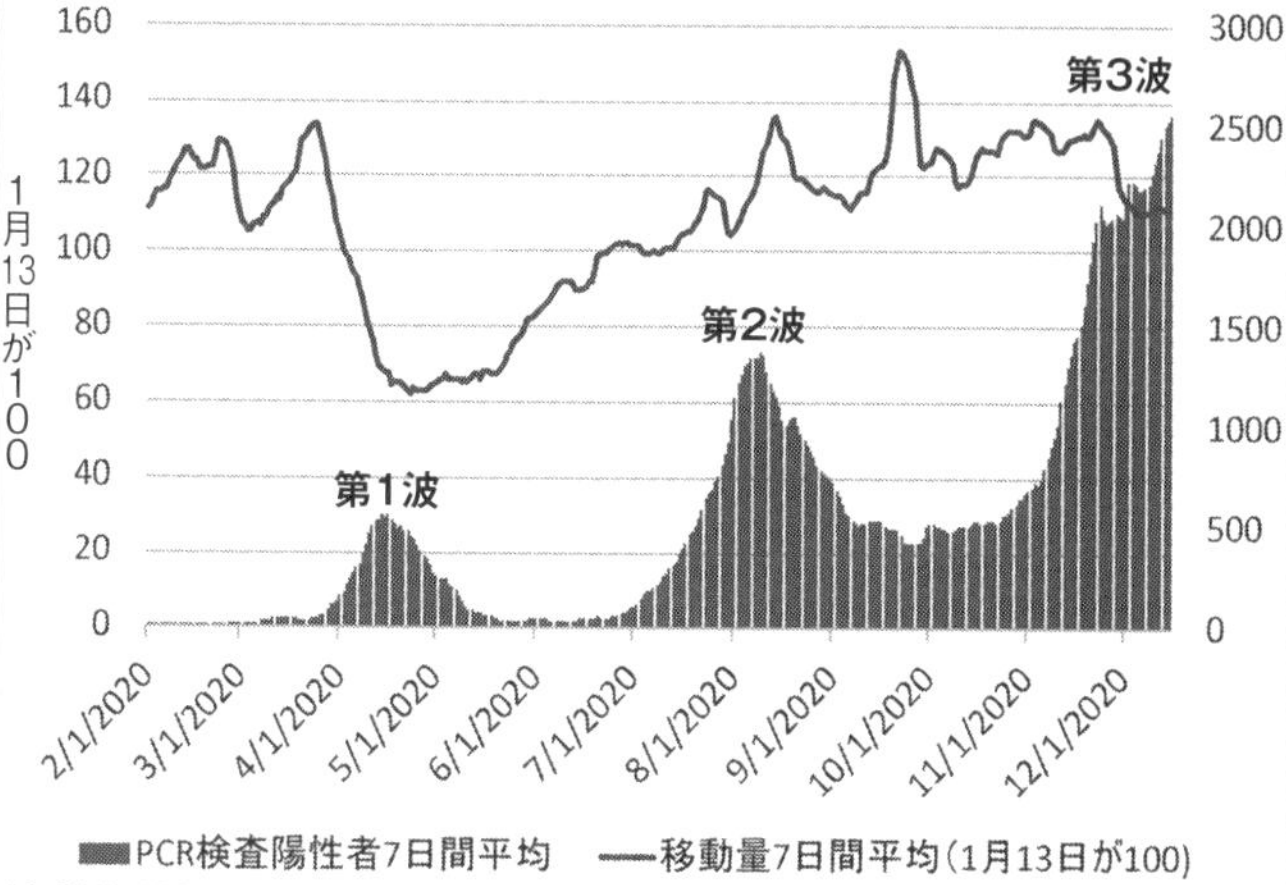

（出典）移動量はAppleの移動傾向レポート（https://www.apple.com/covid19/mobility）から関沢洋一氏作成。Driving,walking, transitの平均値を使用

から9月は、特に人の動きの減少は見られていません。おそらくは、夏になったから新型コロナウイルスの感染が減った、あるいは、別の要因があるのかもしれません。

また、人の動きを制限しても、思った以上に感染者数が減らないという事実もあります。12月には医療がいろいろな地域でひっ迫しているという報道がされ、人の動き自体は減少傾向にありましたが、感染拡大はしていると考えられます。それは、新型コロナウイルスが冬に流行しやすいという特性とともに、新型コロナウイルスに対する恐怖などから生じた、個人個人の緊張感が時間を経過するにつれて弱まり、感染防止策が緩くなっている、といった要因も考えられます。つまり、三つめの、強めたり弱めたりすることを繰り返すことに人々が飽きてくるという問題です。医療キャパシティを増やさないで、ジグザグ戦略を行うと、感染が長引き、最終的な感染者と死亡者数が、なんの対策も講じない時と同様になっています。ですので、医療キャパシティが現在のままだと、少なくとも2021年もまた同じことを繰り返す、ということになります。幸い効果的なワクチンが開発されましたが、日本に入ってくるであろう2021年春まで、緊張感が持続するのか、わからないところがあります。

四つめに、緩めたり強めたりする塩梅《あんばい》を推測することが難しいという問題です。大阪府は今まで積極的に新型コロナウイルス対策に取り組んできましたが、冬には感染者が増えすぎて、医療がひっ迫しています。経済活動を優先すれば、感染拡大が起るので、医療キャパシティを超えないようにしなければならず、難しい舵《かじ》取りが要求されます。

緩和戦略

最後に緩和戦略について述べたいと思います。

これは、新型コロナウイルスについてわかってきた事柄から得られた策です。

第一に新型コロナウイルスは人から人への感染を防ぐのが難しく、今までの研究によると、感染すると症状が出る前に人に感染させることが多いと報告されています。これは、症状が出てから隔離しても、感染の広がりを抑えるうえで十分な効果が得られないことを意味します。

第二に、重症化しやすい人、死亡リスクが高い人は、高齢者と基礎疾患を有している人々に偏《かたよ》っている点です。65歳未満の人々では、新型コロナウイルスの死亡リスクは自動車で通勤する場合の死亡リスクと変わらず、極めて低いことがわかっています。また、感染しても症状がない人々が多いこと、それから、子供の感染や重症化が少ないことも指摘されています。これらの事実から、高齢者や基礎疾患を持つ人以外、新型コロナウイルスを恐れる必要はないとわかるのです。

第1章の感染症の基本法則に書いたように、感染症は、いったん感染するとある程度の期間は免疫ができて、再び感染することはありません。新型コロナウイルスについても同様のことがわかってきました。これは1万3000人規模のイギリスにおける研究によるものです（第2章）。いったん新型コロナウイルスにかかった人は、かかっていない人と

図8　対策の有無と期間による累積感染者数の違い（再掲）

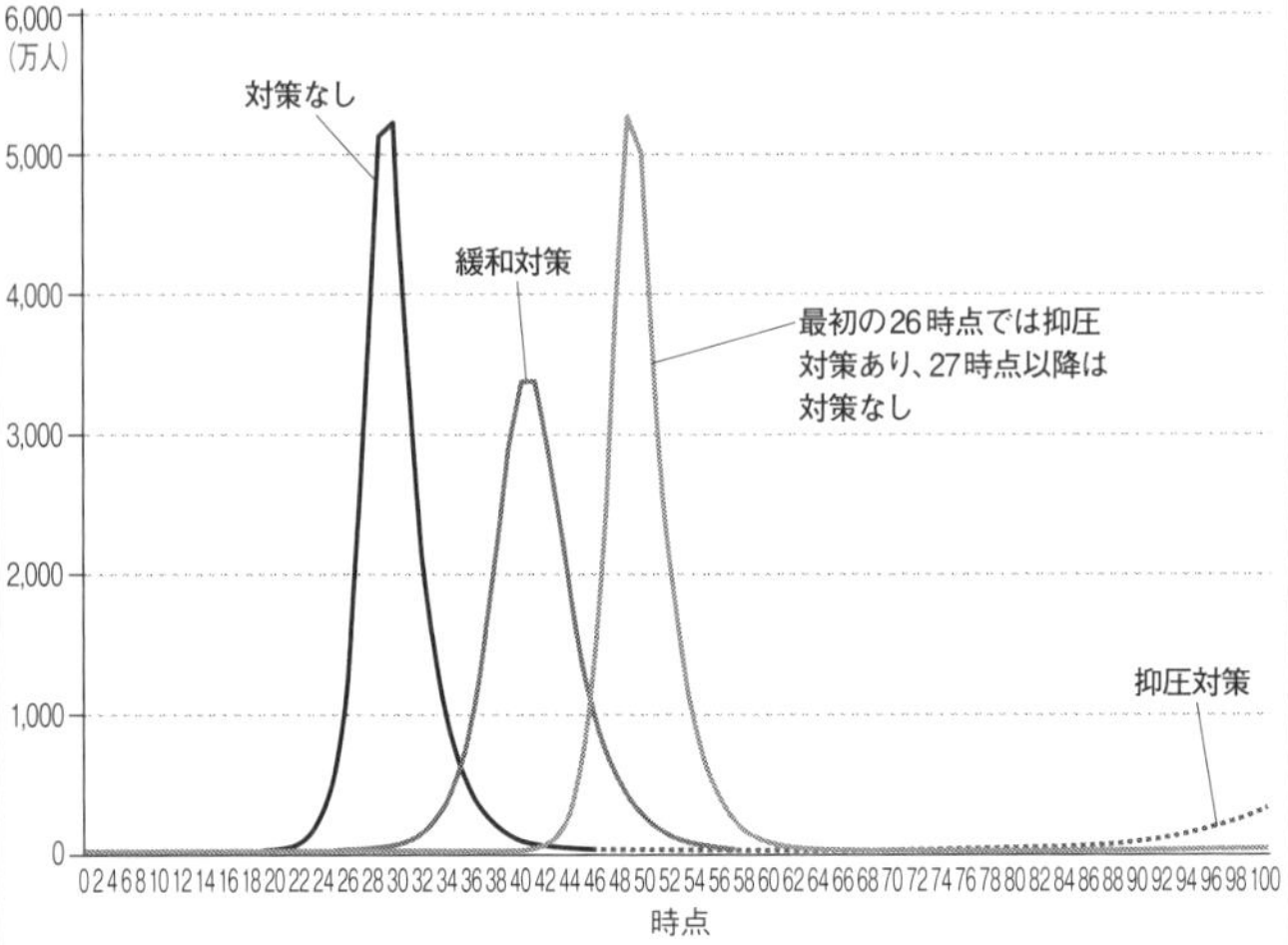

比べて、再感染の確率は低いというデータです。従来の風邪コロナウイルスもいったんかかれば1年程度免疫が持続することが報告されています。新型コロナウイルスの免疫獲得に関しては、追跡期間がまだ1年を経過していませんが、少なくとも半年程度は持続すると考えられます。

　これらの前提に立ったのが、緩和戦略です。緩和戦略では重症化しやすいことが明らかになっている高齢者は可能な限り隔離状態におきますが、高齢者以外の社会経済活動の制限は、感染リスクの高い業態のサービス業の営業・利用自粛等に限定する形で最小限にとどめます。つまり、高齢者以外の感染が広がるのは受け入れる必要があります。緩和戦略の場合、社会活動や経済活動を停止することは、ジグザグ戦略と抑圧戦略と比して必要性が低くなります（筆者注・後期高齢者は社会的距離を重点的におくこと等によって重症化数が減少することを想定している。また、非後期高齢者以外の感染についても、社会的接触の削減のみでなく、各種の感染機会削減対策を講ずることで、そのピークが医療キャパシティを超えるリスクを最小化することを想定している）。つまり、緩和戦略は、社会活動や経済活動への制約を最小限にとどめるという利点があります。

一方、医療に強い負担がかかるという大きなリスクがあります。社会経済活動の制限を少なくするというのは、人の動きを強力に止めることを行わないということですから、感染者数が増えてきます。感染者数が増えれば、比例して重症者の数も増えてきます。それゆえ、緩和戦略を選択した場合は、新型コロナウイルスのために現存の医療キャパシティを一時的に上回るリスクが予想されます。前述のとおり、当初緩和戦略を選択したイギリスが途中で断念した理由はまさにここにあります。感染ピーク時の医療需要がキャパシティの8倍に達すると試算されたためです。

個人の感染防止策の徹底、すなわち、手洗い、3密を避けるなどの行動は、こうした医療現場への負担を軽減する効果が期待されます。しかし、個人の感染予防策の徹底によっても、医療キャパシティを重症感染者数が上回るリスクが生じえます。

冬を迎える前のスウェーデンが緩和戦略をとってきましたが、医療崩壊を起こさないよう、ＩＣＵには80歳以上は入れない、60歳から80歳でも深刻な臓器不全がある人々は入れないなどの方針が示されている医療機関が多いとのことです（ただし、この年齢とは暦の年齢ではなく生物学的年齢とされる）。このような事前ルールの設定が新型コロナウイルスの重傷者が増えすぎて、医療キャパシティを医療需要が上回った時に医療崩壊を生じさせないための歯止めになっていました。それでも、冬を迎えて医療キャパシティを超えており、隣国への患者搬送を行っているようです。

ＩＣＵへの優先順位を決めておく

スウェーデンのとった戦略に対して、感染者が多くなり重症者が増えすぎてしまったため、失敗だという声が聞かれます。しかし、同様の失敗は、前述したとおり、ジグザク戦略を採択している多くの国におこりうることです。それゆえ、おこってはならないことですが、最悪の事態に備えて、ＩＣＵへの優先順位のめやすは、あらかじめ決めておく必要があります。

ＩＣＵに入れる人々の年齢制限を設けるやり方は日本だと反倫理的なように見えますが、必ずしもそうとは言えません。人工呼吸器をつなぐことは、肉体的・精神的苦痛を伴います。また、年齢が上がってくると、人工呼吸器などを使った集中治療による延命の可能性が低くなるという問題点があります。新型コロナウイルスの感染患者の場合には、イギリスの報告によると、集中治療を受けて死亡した割合は、16～39歳で23・３％、40～49歳で26・０％、50～59歳で41・１％、60～69歳で56・４％、70～79歳で68・７％、80歳以上で72・９％と年齢が高くなるにつれて死亡割合が高まっています。

一般論としても、高齢者の場合には人工呼吸器による延命が若い人々に比べて難しいことがいくつかの研究で示されています。ＩＣＵに入ることが高齢者の寿命を延ばすかどうかについては研究ごとに結果がわかれており、延命させるというエビデンスはありません。ＥＣＭＯ《エクモ》（体外式膜型人工肺）の利用については、死亡リスクを約24％減らすという研究がありますが、調査対象となっている平均年齢が50歳程度で、この結果を高齢者にそのまま当てはめることには無理があります。

特に高齢者については人工呼吸器を使って助かった場合の予後が悪く、人工呼吸器の使用期間が長いと、退院しても短期で死亡したり生活機能が低下したりするリスクが高いことが示されており、ＱＯＬ（生活の質）を考えると、必ずしも人工呼吸器につなぐことが高齢者にとって幸福なことなのかは議論すべき問題と考えます。

高齢者と非高齢者にわけた対策を

そう考えますと、高齢者とそうでないグループにわけて対策を考える必要があるという結論に至ります。本書を書き始めた当初は、そうなっては欲しくないと思っていましたが、今では現実的になってきました。高齢者トラックと、非高齢者トラックにわけることは社会生活や経済活動への影響を最小限に抑えて、医療にかかる負担を最小限に抑えるための設定です。この設定は緩和戦略をベースに考えられています。高齢者トラックは後期高齢者ですが、男性75歳以上、女性80歳以上が妥当なラインではないかと思います。日常生活において、人との接触を避けることが求められます。このためには、宅配サービスの強化、一人でいる際の筋肉トレーニングプログラムなど、個人の感染リスク回避に加えて、社会全体での取り組みが必要になります。この高齢者トラックは、原則として、人工呼吸器を使用することはありません。重症化した際の介護と酸素吸入が必要になります。ワクチンが開発された場合は、優先的にワクチン接種を受けることができます。

一方、非高齢者トラックとは、高齢者トラック以外の人たちです。後期高齢者以外の人々は、原則として、日常生活においては人と人との接触を避けることは強く求められません。ただし、感染速度が早まり過ぎて、医療崩壊が起きる可能性が高い場合には対人接触を減らすことが求められます。また、年齢が上がるにつれて重症化リスクは高まるので、中高年(特に前期高齢者)は人と人との接触を極力避けることが望まれます。ワクチン接種の優先順位は後期高齢者の後になります。

以上、新型コロナウイルスに対する戦略に関して述べてきました。新型コロナウイルスの感染拡大が止まらない状況を考えますと社会生活や経済活動への影響を最小限に抑えつつ、医療にかかる負担も最小限に抑える具体的な方法を決めなければならない状況といえます。医学科学的見地からだけではなく、法的な側面からの議論も必要になってきます。早急な取り組みが求められているのです。

感染症に対する戦略のいずれも100%正しいものはなく、かつ、間違っているものもありません。それぞれに利点、欠点があります。効果的なワクチンや特効薬ができるまで、徹底した感染抑制策(抑圧戦略)をとっている国は極めて少ないと推察します。そうなれば、多くの国が採用しているジグザグ戦略が、現時点での具体的な対策方法といえます。感染拡大をゼロに近いところまでは抑え込まないが、医療キャパシティを超えそうな場合には引き締めを行います。と同時に、高齢者と非高齢者にわけた対策なども積極的に検討するべきと考えます。また、海外からのウイルス流入に関する考慮も必要になります。今後、海外からの感染者がどの程度入ってくるか、という問題に関しては、慎重に議論しなければならない課題です。

今、菅義偉首相の新型コロナウイルス対策に批判が高まっています。しかし、緊急事態宣言を出してもなかなかうまく行かないというのは、一方で経済が回っているということでもあるのです。また、重症者数も増えていませんので、非常にうまく回していると言えます。新規感染者数が増えてくれば、その分批判が多くなるのは致し方ないことですが、菅首相が真剣に取り組んでいることは間違いないと思います。私は菅首相を応援したいと思っています。

第4章

厚生労働省と日本医師会の大罪

表に出て説明しない厚労省

感染症は健康問題です。当然、主管省庁は厚生労働省となります。ところが、厚労省の姿が一向に見えないのが、おかしなところです。旧内務省系の旧態依然とした縦割り体質と、やることが多すぎて自分たちの仕事が回っていないという姿が容易に推察できます。しかし、監督官庁なのですから、もう少し責任をもって政策決定を行ってほしいものです。厚労省における責任者不在の問題は大変深刻です。世界の多くの国々では、保健医療を担当する政府組織には医師の資格をもった技官がおり、今回のような事象に関して、実質上の責任者として活動します。厚労省においては医系技官、すなわち保健医療のプロが、その任に当たります。

また、「保健医療分野の重要施策を一元的に推進するための統括的役割」を担《にな》うものとして、事務次官級の医系技官ポストである医務技監が、2017年7月に設置されました。これは、新型コロナウイルスのような、健康危機管理に対応すべく作られたポストです。ところが、実際に今回のような事態が起こっても、ほっかむり状態なのです。官邸主導で対策が決定されたとはいえ、首相は保健医療のプロではありません。本来であれば医務技監が現場責任者として登場し、メディアを通じて情報発信を行うべきなのです。

にも関わらず、法令順守を隠れ蓑にして具体的に見える活動をしない現状を見ると、何のために増設されたポストなのかと首を傾《かし》げざるを得ません。海外の場合、大統領なり首相なりの傍《かたわ》らにはこのような技術担当者のトップが控《ひか》えていて、専門的なことは、その人がメディアに対して説明を行います。ところが日本の場合、尾身茂《おみしげる》・新型コロナウイルス感染症対策分科会会長がメディアによく出てきますが、彼は分科会のトップ、すなわち感染症の専門家であり、行政を代表する人ではありません。

このような厚労省の医系技官や医務技監の無責任状態の結果、情報の統一化がなされず、国民が不安な状態に陥《おちい》っているのです。地方自治体の長が記者会見に臨み、時々厚労省の担当者や学識経験者が顔を出し、それぞれの発言内容に統一感がないため、何が正しい情報なのかがわかりません。厚労省の責任者を明らかにし、権限を与えるとともに、失敗した際には責任を取らせるべきでしょう。

「日本版CDC」は必要なのか

また、新たな感染症が起こると必ずといっていいほど巻き起こるのが「CDC（アメリカ疾《しっ》病《べい》予防管理センター）と同様の組織をわが国に設立すべきだ」という意見ですが、私はこれについて否定的です。なぜなら、新たな箱モノをつくっても根本的な問題は解決しないからです。

役所には審議会という専門家グループがあり、もちろん厚労省にも設けられているのですが、ここに所属する人間の多くは厚労省の意見を踏襲《とうしゅう》する、あるいは厚労省が行う施策に後付けのお墨付きを与えるための「御用学者」なのです。日本版CDCという新たな組織を作ったとしても、新たな御用学者を生むに過ぎないでしょう。

それよりも、わが国には感染症研究所が存在します。この組織の充実を図るほうがよほど有効と言えるのです。そもそも、CDCは分科会と同様、専門家集団であり、行政の決定権があるわけではないですし、私が知る限り、健康問題に関する国の責任者は、medical officer、日本でいう医系技官です。第2章で情報の混乱を防ぐためには、国が正しい情報を国民に向けて伝え続けることが重要だと書きましたが、まさにその役目を担《にな》うのが、医務技監の役割なのです。

日本の医療は本当にひっ迫しているのか

日本はG7の国々の中で群を抜く新型コロナウイルス対策最優等生国です。報告されている感染者数も死亡者も極めて少なく、死亡者は季節性インフルエンザより少ない状況です。病床数も世界的には多い状態です。にも関わらず連日メディアでは医療崩壊の危機が繰り返し報道されています。新型コロナウイルス対策最優等生国の日本でなぜ医療がひっ迫するのでしょうか。そして本当に医療がひっ迫しているのでしょうか。私はそうは思えません。

たしかに新型コロナウイルスの重症者を受け入れている病院は、かなり余裕がなくなってひっ迫しています。しかし実際の医療現場では、とてもひっ迫している医療機関と、患者が少なくて暇になっている医療機関があります。割合としては後者の方がはるかに多いはずなのですが、前者にばかりに注目が集まるため、まるで医療全体がひっ迫しているように見えてしまう、というのが正しい見方です。

日本は病床数が約160万床と、世界で群を抜いて多い国です。ですので、アメリカやイギリスなどの100分の1程度の感染者数が出ただけで、医療がひっ迫するなどにわかに信じがたい状況です。

ところが、世界最大の病床数をもちながら、コロナ病床数は2万7235床であり、約2%しか稼働していないのです（次ページの【図15】）。

図15

日本の病床数　159万9008床

うち重症者対応ベッド数　3575床

新型コロナ対応ベッド数　2万7235床

病床は多いのに、コロナに対応できる病院が少なく、英米の100分の1の感染者数が出ただけで医療がひっ迫する

さらに、新型コロナウイルスの重症患者受け入れに際し、受け入れたくても受け入れられない事情が病院側にもあります。それは新型コロナウイルス対応により、医療機関の赤字が出ることです。現在、日本の病院は民間病院が約8割、公立・公的病院が約2割であり、コロナ対応にあたっている病院は公立・公的病院が大半です。

そして新型コロナウイルス重症患者を受け入れるにあたっては、感染予防のための隔離個室、ベッドコントロール、対応する医療従事者などの重点配置などが求められ、それに伴い一般病室などの病棟閉鎖、定期手術の削減、新型コロナウイルス以外の外来患者を減らす必要性が生じます。検査や処置を行うための医療器材、消毒剤などの購入、個人用防護具（ＰＰＥ：Personal Protective Equipment）などの着脱トレーニングなど、感染予防防止にかかる物品も必要になります。

これらは補助金で賄《まかな》われますが、問題は、院内感染が生じた場合です。万が一、院内での

新型コロナウイルス感染者が確認されれば、外来対応、手術などは全て停止状態になります。

また、感染者のまわりの濃厚接触者も業務が一定期間できなくなります。たとえ診療業務が再開されたとしても、「あの病院は新型コロナウイルス感染がおこった」「クラスターが発生した」として、病院の感染症対策の不備などがメディアなどで大きく取り上げられ、風評被害により患者が減るなど、病院経営が立ち行かなくなる可能性があります。巨額の損失が発生し、資金繰りができなかった場合は、病院は経営破綻《はたん》し、医療従事者のみならず、病院を支える事務員など大勢のスタッフの賃金はカットされ、場合によっては解雇されてしまいます。経営者自身も生活の糧《かて》を失うことになりかねないのです。このように診療ができなくなった場合の損失補償は補助金でカバーされません。

一方、大学病院や公立・公的病院では、病院経営がひっ迫したときは公的資金が投入されるため、すぐに経営破綻に陥ることはありません。しかし、こうした公立・公的医療機関でも、年度中の予算が大きく下揺れになれば、人件費カット、人員カットなどその他のコストを切り詰めなければならなくなります。実際、新型コロナウイルスが流行し始めた2020年春以降、院内感染などによって、深刻な経営悪化に陥り、職員の賃金や賞与を切り詰めるなどの事例が報告されています。しかし、国はこうした経営悪化の支援策とし

図16　尾身氏傘下病院のコロナ患者受け入れ状況（1月6日時点）

尾身氏が理事長を務める地域医療機能推進機構の、都内の主な運営病院	合計病床数	コロナ用病床数	受入コロナ患者数
東京蒲田医療センター	230	29	8名
東京高輪病院	247	20	7名
東京新宿メディカルセンター	520	35	31名
東京山手メディカルセンター	418	0	11名
東京城東病院	117	0	0名

※厚労省周辺関係者の証言を元に作成

（出典:『週刊新潮』2021年1月21日号）

て、補助金の投入は行っていません。多くの医療機関が新型コロナウイルスに感染した患者の受け入れに参入できない大きな原因はここにあるのです。

このような財政面での問題点は2020年5月に、専門委員会のメンバーからも指摘されていました。5月14日の基本的問題対処委員会で、経済学の専門家である大阪大学大学院経済学研究科教授の大竹文雄氏や、東京財団政策研究所研究主幹の小林慶一郎氏らは、新型コロナ重症化病棟を増やすことが急務であり、そこに1兆円程度のお金をつぎ込む必要性について発言しています（2021年1月14日BuzzFeed Japan「2度目の緊急事態宣言の経済的ダメージはどれぐらい？　分科会メンバーの経済学者に聞きました」）。

ところが、専門委員会の委員長である尾身茂《おみしげる》氏は、こうした考えを退けました。『週刊新潮』2021年1月21日号によれば、尾身氏傘下病院の新型コロナ患者受け入れ数は極めて低いというのです（【図16】）。なぜ現在の分科会の長である尾身氏が、経済学者の意見をとりいれ、重症者病床を増やさなかったのか、理解に苦しむところです。

ICUの少なさ

また、問題はICU（集中治療室）の数の少なさにあります。2020年4月1日、日本集中治療医学会の西田修理事長の表明に見られたように、日本のICUの数は6500床で、ドイツの2・5万床、アメリカの10万床と比べても少ないのです。対10万人に直すと、ドイツは29〜30、イタリアは8・6、対して日本は5です。加えて、日本では日ごろから高度医療や終末医療を要する患者数が多いため、新たな重症患者を収容するベッド数が限られているという問題があります。

さらに、2対1看護（医師1に対して看護師2）という手厚い医療体制が敷かれているために、看護師の数も不足します。呼吸器をつなぐ行為（気管挿管《きかんそうかん》）ができるのは、医師法で医師に限られているのですが、医療崩壊を起こしたイタリアは人口1000人当たり4人の医師がいますが、日本は2・4人です。加えて新型コロナウイルス対応は通常の4倍の医療スタッフが必要になります。これは、新型コロナウイルスの流行当初から、日本救急医学会や日本集中治療医学会が声明を出していました。

こうした状況がわかっているのであれば、緊急事態宣言を出し、人の動きも少なくなり、医療機関が比較的余裕があった2020年の夏に、既存の病床をICUとして使用できるようにするといった法整備の時間は十分にあったはずです。また、人工呼吸器を扱える医師やスタッフをかき集める努力を日本医師会は十分に行えたはずです。

具体的には基金を創設するなどして新型コロナウイルスに対応する医師らに充《あ》てるといったことが挙げられます。呼吸器管理ができる医師は、開業医の中にも多くいるため、彼らたちが一時的に新型コロナウイルス対応のため、自身のクリニックを閉め対応にあたれるようにする。基金は公的資金と違って、使い勝手がよいため、こうした緊急事態においては、基金設立が有効な手段です。また、有床の民間医療機関が、新型コロナウイルス対応で損失が出た場合の補塡《ほてん》として使うことも可能です。現在のところ新型コロナウイルス対策の約5兆円の予備費（多少目減りしているかもしれませんが）があり、仮にこのうちの2、3兆円をこの基金につぎ込んでも、十分対応が可能でしょう。

前述のとおり日本では約8割の病院の運営が民間で行われていますので、国が受け入れを要請しても、それを強制する法的権限はありません。ほとんどが国営の医療機関であるスウェーデンとは異なるのです。そのスウェーデンでも新型コロナウイルスに対応する医師には倍額の給料を支払っていますから、日本の医師の行動変容を起こすためには、それ以上の金額が必要といえます。「お金で動くのは医師としていかがなものか」という意見もありますが、医師も人間ですし生活があります。

特に、現在第一線を退《しりぞ》いた開業医などの「援軍」を依頼するためには、彼らが、自分たちのクリニックを新型コロナウイルス対応のためにあけても、立ち行くような保証は絶対必要です。医師法で、人工呼吸器挿管を行えるのは救急現場などの例外を除いて、医師が行うことになっているのであれば、呼吸器を扱える医師を集める努力をしなければなりません。2020年3月時点でこうした状況はわかっていたのです。

「基金創設と一時的な規制緩和の重要性：新型コロナウイルス関係」（2020年4月3日 https://www.rieti.go.jp/jp/columns/a01_0555.html）において独立行政法人経済産業研究所上席研究員の関沢洋一氏が指摘しているように、日本医師会は基金をつくり、厚労省に資金拠出を頼めばよかったはずです。

また、近くの地方自治体が地域連携して、新型コロナウイルス患者を受け入れる、寒い地域で医療がひっ迫した場合は南の比較的余裕がある自治体に、重症者や重症になりやすい人たちを搬送するシステムをつくることなども十分準備できたはずです。

しかし、厚労省も日本医師会もこのような努力を一切してきませんでした。その結果として、欧米に比して極めて少ない感染者数と死亡者数でもいとも簡単に医療がひっ迫してしまったのです。２０２１年１月13日、１月20日の日本医師会定例記者会見で、中川俊男日本医師会会長は、医療はひっ迫しており、医療崩壊の危険性があること、民間病院は新型コロナウイルス以外の疾患で忙しい旨《むね》の発言を繰りかえしましたが、これは自分たちが新型コロナウイルスには一切かかわらない、と言っているのと同義です。この発言に対して、私を含めて憤りを感じた医師は多くいたのではないでしょうか。

厚労省と日本医師会の怠慢のツケ

緊急事態宣言や国民への自粛要請は、医療崩壊を避けるためのものであることを、厚労省も日本医師会も再認識する必要があります。新型コロナウイルス感染者や死亡者が抑えられたのは、一部医療機関の努力と、国民の努力のたまものです。ところが、厚労省と日本医師会はあたかも日本国民の努力が足りないかのように、もっと頑張るよう強《し》いています。断言します。現在の医療のひっ迫は、実際には新型コロナウイルス登場から１年以上がたったにも関わらず、重症化対応に関して、なんの努力もしなかった厚労省と日本医師会の責任です。よく第1波、第2波、第3波という言葉が聞かれますが、欧米の大きな波に比べれば、日本のそれはさざ波です。そのさざ波に立ち向かう努力をしないまま、冬を迎えた厚労省と日本医師会の怠慢《たいまん》のツケを、日本国民は払わされているというのが現実です。

日本では医療関係者がすべて頑張っているような報道をされていますが、頑張っているのは、本当はだれもやりたくない新型コロナウイルス対応を、「自分たちが引き受けなければならない」という正義感のもとで頑張っている一部の医療機関、医療関係者です。こうした医療機関や医療関係者の多くが、新型コロナウイルス対応に物理的にも精神的にも疲弊《ひへい》し、新型コロナウイルスの疾患を診察できない状況にまで追い込まれています。欧米諸国では日本の100倍以上の感染者と重症者をかかえ、医療崩壊を起こさずに対応しています。

この状況を見るかぎり、「このままでは全国で必要なすべての医療提供が立ち行かなくなる」という日本医師会会長の発言には、違和感しかありません。

新型コロナウイルスの対応をしている医療従事者の働きには頭が下がる思いです。しかし、ごく一部の善意ある医療従事者に新型コロナウイルス対応を任せて、医療者の総力戦になっていないのが事実で、この不自然な状況を改善すべき監督官庁の厚労省が何もせず、医療現場と厚労省のつなぎ役である日本医師会も自分たちがやるべきことをせず、国民に新たな努力を強いるというのは、あまりに無責任だとしか言いようがありません。

まず、けじめをつけるために、厚労省と日本医師会は、自らが努力を怠ったことについて謝罪すべきです。日本医師会会長は、「医療はすべての産業で一番重要」といった主旨の発言をしていたそうですが、どの産業も重要です。今もっとも重要で称えられるべき産業があるとすれば、厚労省と日本医師会の怠慢の犠牲になっても我慢している、観光業界や飲食業界だと思います。

東京都杉並区、墨田区の独自の取り組み

こうした厚労省や日本医師会の体《てい》たらくをみて動き出した自治体があります。その一例が東京都杉並区です。新型コロナウイルスに感染した患者を受け入れる病院が増えないことに対して、杉並区が独自のやり方を導入しています。民間の基幹病院をいわゆる「みなし公的病院」として活用しているのです。

杉並区は区内の基幹4病院に新型コロナウイルス感染者の受け入れを集中させていま

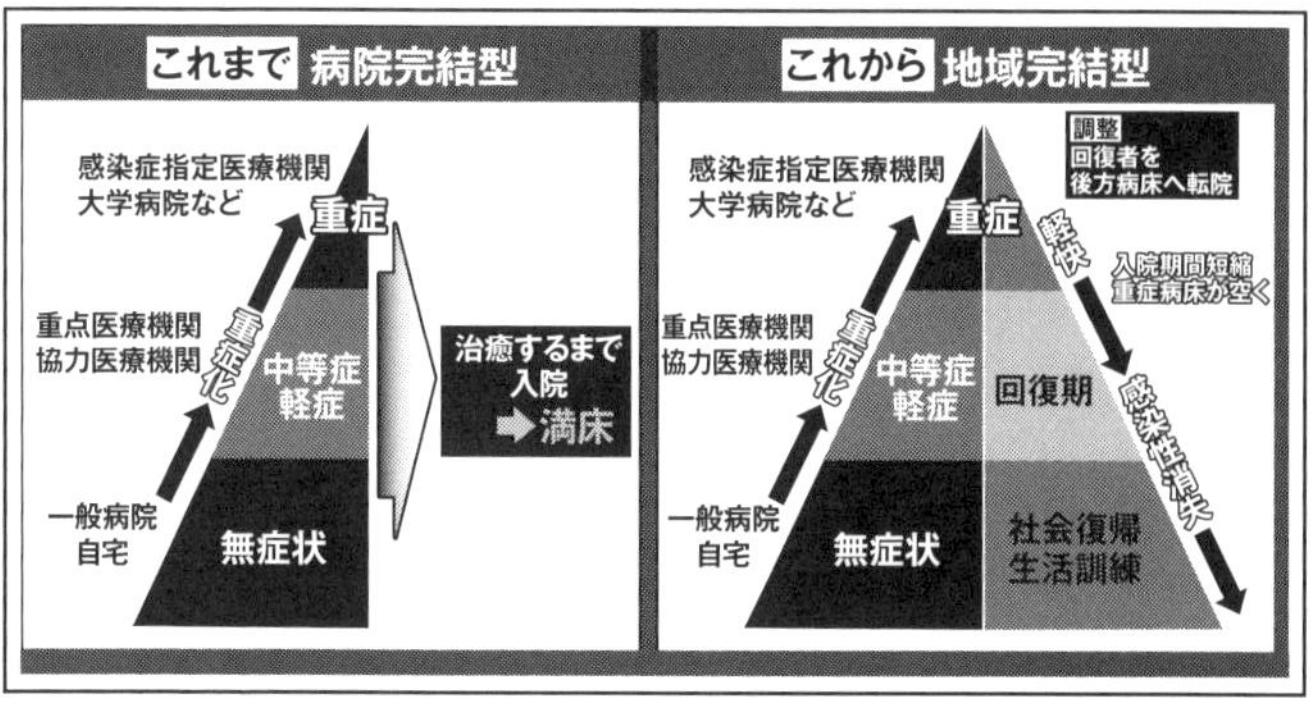

す。すなわちこれらの4病院を新型コロナウイルスに特化させ、新型コロナウイルス感染疑いの人が、他の中小医療機関を受診することを防ぐという大きな目的があるのです。松本光博杉並区議会議員が、この取り組みを詳細に論じていますので、詳しくはそちらをご参照いただければ幸いです（2021年1月6日アゴラ「緊急事態宣言は回避可能！医療機関への損失補償は杉並区の成功に学べ…松本光博」）。

　しかし、このような画期的な取り組みをしながらも、状況は厳しく、田中良《りょう》杉並区長は、国に対してトリアージ（傷病者の治療優先順位を決定すること）の基準を設けるよう要請しています。

　また、東京都墨田区も独自の取り組みを行っています。今までは無症状は自宅待機などで、重症化が進むと感染症指定医療機関などに受け入れていましたが、治癒するまで入院することになり、重症者用のベッドがいつまでも空きません。そこで、墨田区モデルは、軽快して回復した人を一般病床などに移すなどして、重症者ベッドを空けるのです。新型コロナウイルスは症状が出てから10日後にはほとんど人にうつすことはないとされていますので、事実上、墨田区モデルは感染症法上、2類から5類に移す作業と同義といえます。

このほか、愛媛県松山市や神奈川県も独自のモデルを構築しています。どのやり方が正しいかはわかりませんが、試行錯誤しながら前進していく必要があります。国もこうしたモデルを積極的に検討してほしいと思います。そして、国民も、もしこれらの政策に多少の間違いがあっても、自分たちのために行っていることなので、どうか広い心を持っていただきたいと思います。

国民への周知を

医療崩壊を防ぐためにすべきことは次章で詳しく解説しますので、ここではその他にすべき重要な2つの点について述べたいと思います。

それは、主に次の2点です。

1・疫学データの収集と国民への周知
2・科学論文の収集と国民への周知

まず、疫学データの収集と国民への周知です。

毎日、新規感染者数何人、重症者数何人、死亡者数何人という数値がメディアで大々的に発表されていますが、これらの数字は系統だっていません。それは、系統だったデータ収集がなされていないからです。感染者数の把握は極めて重要です。なぜなら、感染の広がり具合を知ることにより、どの程度の人が重症化するのか、どこの地域に重症化しやすい人が多いのか、などを把握し、対策を立てる上で基礎的な情報となるからです。ところが、現状は重症化の定義もあいまいですし、データのとり方もいい加減です。

PCR検査の問題点

PCR検査は、どの程度感染が広がっているかを調べる疫学調査として、また、高齢者に接する職員らが感染していないかどうかを調べるために、現存では唯一の方法です。感染症状がある集団を中心に行えば、陽性率は高くなりますし、無症状の人たちに行えば陽性率は低くなります。

これは非常に重要なことですので、より詳しく説明します。

そもそも検査には検査そのものの能力を示す「信頼性」と呼ばれる指標があります。信頼性を測るための指標は、「敏感度」と「特異度」という2種類があります。「敏感度」とは、本当に病気に罹患《りかん》している人の中で、どれだけ検査で陽性になるかで示されます。【図17】のA部分に当たります。そして「敏感度」は、本当は病気にかかっていない人の中で検査を行った場合にどれだけ陰性になるかも示すのです。これは【図17】のDになります。

本当は病気にかかっていないのに、間違って検査で陽性になることを、擬陽性《ぎようせい》といい、これは【図17】のCに当たります。これに対して、本当は病気にかかっているのに、検査で陰性となってしまう場合を偽陰性《ぎいんせい》と呼びます。これは【図17】のBです。第2章でも触れたように、100%信頼性を持つ検査は存在しません。

では、どうすれば本当に病気に罹患しているか否か、判断がつくのでしょうか。そもそも、検査とは病気にかかっている人を見つけるための手段なのですから、「最初からわかっているなら、検査の必要もないのでは？」という疑問を持った読者の皆さんもいるので

図17　PCR検査の信頼性

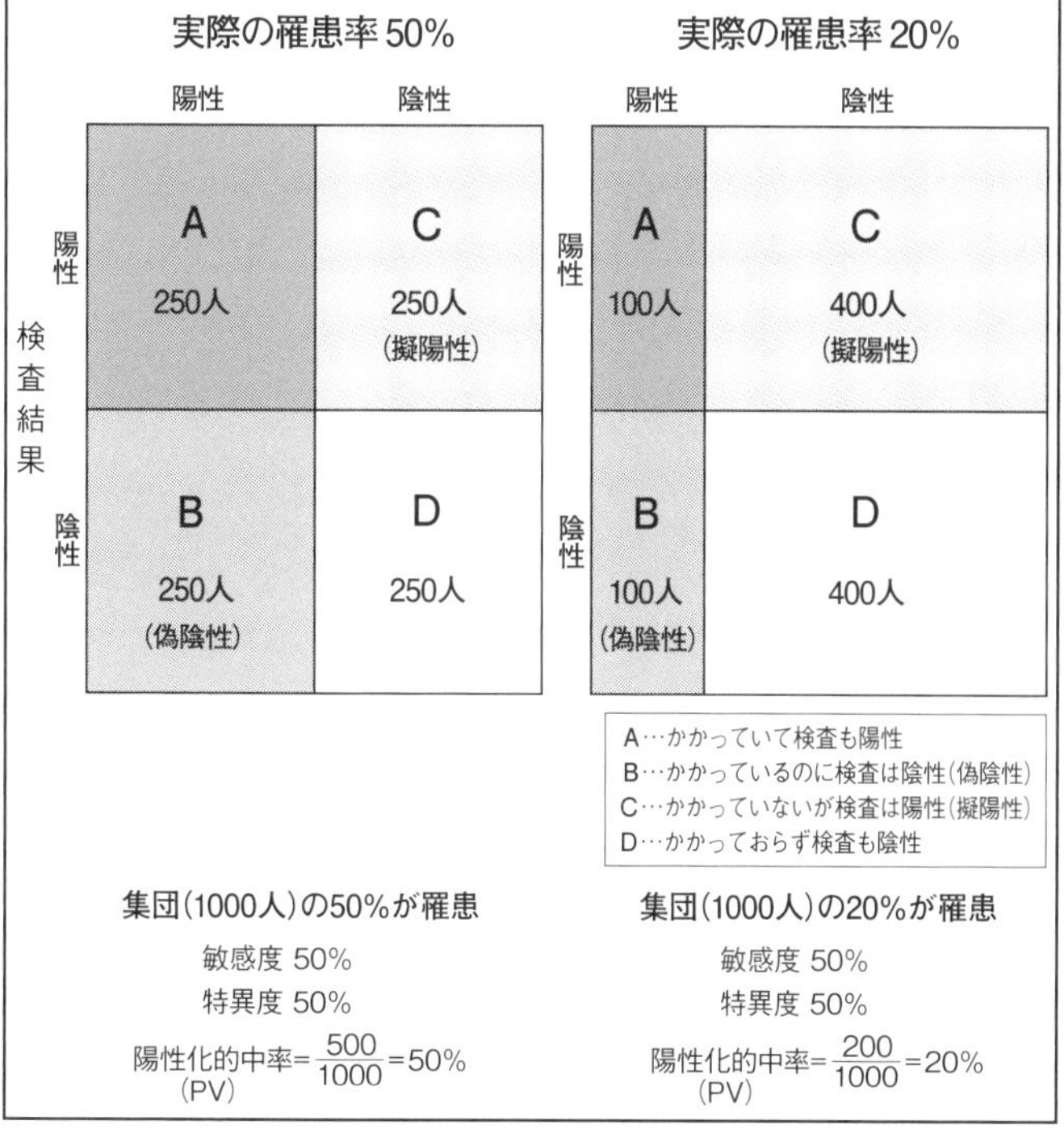

はないでしょうか。

検査の信頼性を確かめるためには、ある程度病気が診断できるようになってきて（症状や他の検査などで）、相当数の症例を集めて、新しい検査方法の信頼性を確かめる必要があります。しかし、今回の新型コロナウイルスのように馴染《なじ》みのない病気に関しては、最初から病気だとわかっている人たちを集めて調査するのは大変です。そこで、陽性化的中率（ＰＶ）という別の指標があるのです。なんだか難しい名前ですが、これは検査で陽性になった人の中で、本当に病気の人はどれだけいるか、という指標です。

陰性化的中率（ＮＰ）という指標もありますが、あまり使用しません。ＰＶは、その病気の広がり具合に左右されます。

先の【図17】の左側は、病気の広がりが大きくなって、集団の半分が罹患している状況です。これに対して、右側は、あまり広がってはおらず、罹患率20％です。

広がりが大きい罹患率50％の場合は、ＰＶが50％となりますが、あまり広がっていない20％の場合のＰＶは20％と低下します。言い換えれば、病気が広がっている集団を検査すると、検査で陽性だった人の中で、病気の人を見つけられる確率は50％（2人に1人は見つかる）、ところが、あまり広がりをみせていない集団で、同人数に同じ検査をしても、20％、つまり5人に1人しか見つからないということになります。

すなわち、クラスターが発生した周りの集団に検査をすれば、多くの感染者が見つかるし、過疎地《かそち》であまり感染者も見つかっていないような場所で検査をすると、同数の検査をしてもあまり見つからないということです。それゆえ、国全体の広がりを見るためには、どの人たちを選んで検査をするかという基準が、極めて重要になってきます。

感染が蔓延《まんえん》している地域だけを選んで検査をすれば、「日本は感染爆発を起こしている」という結果が導かれやすいでしょうし、逆に、ほとんど感染者の報告がない田舎で検査をすれば、「日本はまだ感染が広がっていない」ということになります。そのため、日本全体としての感染の広がり具合を調べるには、検査体制を無作為に選ぶ必要があります。例えば住民基本台帳から乱数表などを用いて行う方法です。こうした無作為抽出《ちゅうしゅつ》で、定期的に検査を行わないと、日本の感染がどの程度進んでいるのか、それが広がっているのか、それとも収束しつつあるのかという現実が見えてきません。

もうひとつ、検査の問題としてカットオフ値（定量的検査で、検査の陽性、陰性を分ける値）があります。

次ページの【図18】に示しているのは血糖値です。皆さんの中にも、健康診断などで血糖値の基準が、ある病院では100以下となっているのに、違う医療機関では110だった、という経験をお持ちの方がいらっしゃることでしょう。PCR検査や抗体検査も、定量検査、すなわち血糖値のように連続した数値で、プラス、マイナスといった値が最初から決まっているわけではありません。それゆえ、血糖値を100以下（カットオフ値を低

図18　カットオフ値の問題

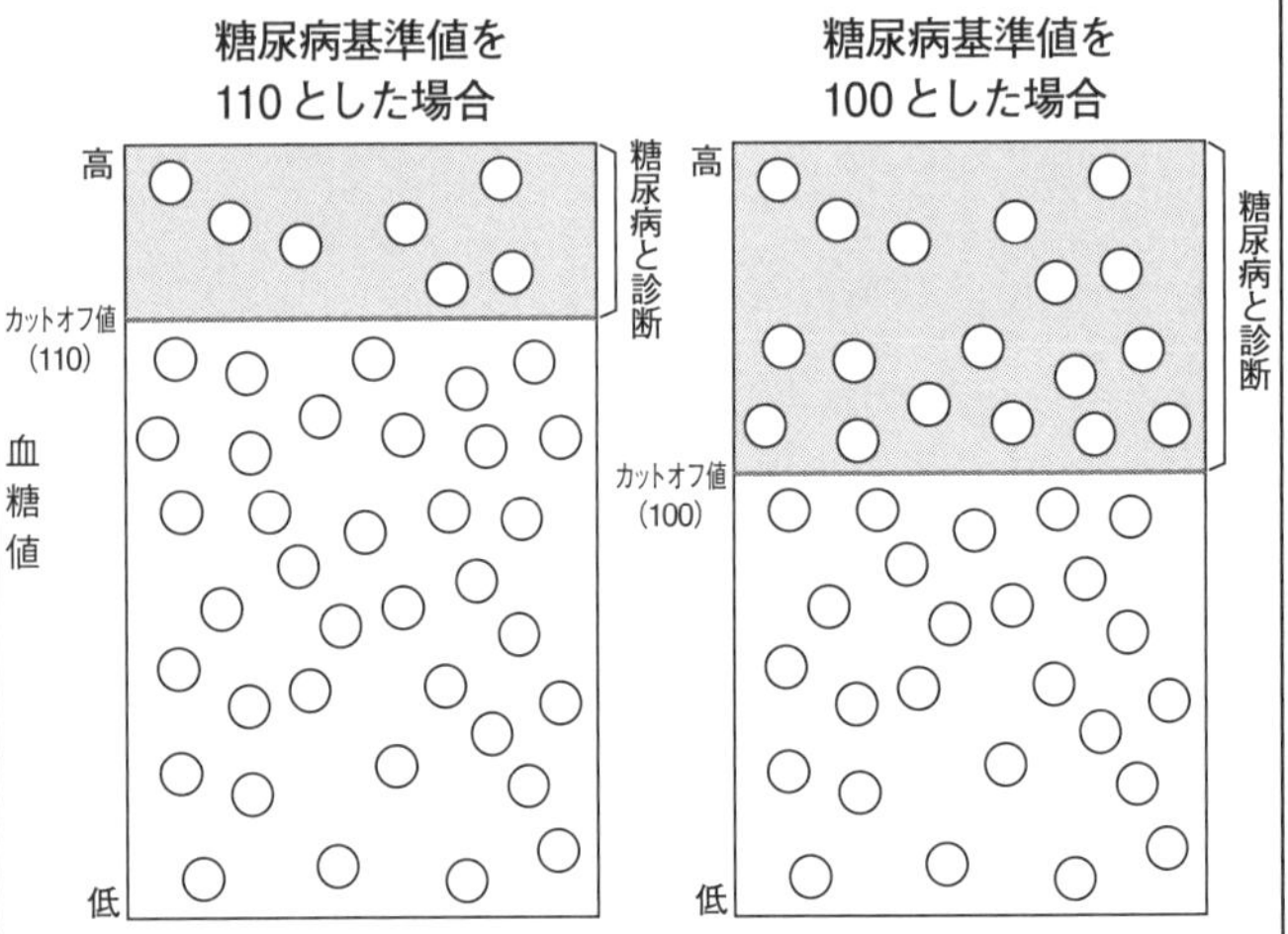

くする）にすれば、糖尿病と診断される人が、１１０以下とする（カットオフ値を高くする）よりも多くなります。別の例では、ＢＭＩ（Body Mass Index）という見慣れた肥満の指標があります。ＢＭＩ25が一般的には肥満指標とされていますが、これを22にすれば、今まで肥満とされていなかった人が肥満者として分類されることになります。ＰＣＲ検査などにおいても、同様のことが言えます。

ＰＣＲ検査の拡充に関して、私は同意しますが、問題はその精度、品質管理です。現在徐々に検査体制が整備され、民間のＰＣＲ検査も増えています。ところがそれにより、カットオフ値がメーカーによって異

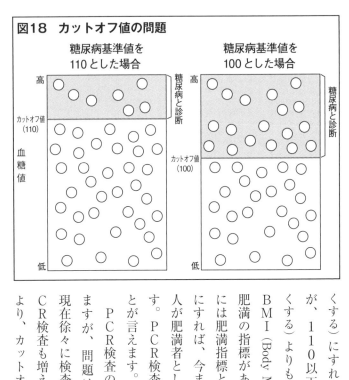

なったりすることが指摘されています。そこで、これらの精度、品質を保つためには国がお墨付きを与える、いわゆる「ホワイトリスト」が必要だと思うのですが、なぜか国や厚労省はこれを検討していません。

近ごろ広告で「陰性証明プラス５０００円」などという触れ込みを見かけます。ＰＣＲ検査が陰性であったとしても、その人が感染していないという証明にはなりません。こうした陰性証明をもらった人が、例えば高齢者施設で安心してケアにあたれるということはあり得ないことで、逆に高齢者の集団感染を引き起こす恐れがあります。感染症対策は重症化を防ぐことが基本であるのに、こうした国や厚労省の無責任が、不必要に高齢者の重症化を誘発させ、死亡者を増やすことになりかねないのです。

科学的知見のアップデイト

次に求められるのは、科学的知見のアップデイト（更新）とその周知徹底です。

毎日、新型コロナウイルスに関する数多くの論文が発表されています。今までわかっていなかったことが明らかにされるには時間がかかりますし、様々な情報から、信頼できるものを選んで発信することはとても重要です。先日、日本人の中和抗体（ウイルスの細胞への侵入を阻害する役割を持ち再感染を防ぐ抗体）の98％が持続するという研究結果が報道されました。これは極めて重要な研究報告だと思います。

また、新型コロナウイルスに対する報道で、しばしば言われる「新型コロナウイルスは若い人でも重篤《じゅうとく》な後遺症を引きおこすことがわかっているので、非常に危険なウイルスだ」といった、後遺症に関する問題も、人々の知りたいところです。実際に新型コロナウイルスが、他のウイルス疾患と比べて重篤な後遺症を引き起こす確率が高いかどうかは、もう少し中長期的に見てみないとわかりません。こうしたまだわかっていない事象があることも、国民に周知するのは意味があることです。

新型コロナウイルスに関する論文は、毎日相当な数がアップデイトされており、その中には免疫学など専門的なものも多く、専門外の人にとって理解するのが難解なものも多々あります。これらの情報（各国の研究の結果が論文や査読前論文として公表されている）をもとに、概要をまとめたウェブサイトや資料などを作り更新して共有できると、国民にとっては大変貴重な情報源になります。今でもこのようなウェブサイト（京都大学の山中伸弥教授の情報発信、日本小児科学会によるものなど）は存在しますが、分野ごとに細分化されすぎていたり、更新が定期的でなかったりして、体系的ではありません。

今後の対策を考える上では、これまでの研究でどこまでわかっているのか、何がわかっていないのかを明確に示していくことが必要です。こうした信頼できる情報を得ることで、人はその事実を受け入れて行動するようになると思います。よく「なぜこんなデマばかりが溢《あふ》れているのか。それを誰も是正《ぜせい》しないのか」という質問を受けることがあります。この問いに対する答えは、「正しい情報を行政や公的機関が発信し続ける」ことに尽きるのです。

厚労省の「HPを参照してください」は無責任

新型コロナウイルスだけではなく、私たちの周りには様々な情報が溢れています。SNSなどで誰でも容易に発信することができますから、その中から信頼に値する情報を拾い上げるのは難しいことです。私は料理に関する情報を、ウェブで検索することが多いのですが、実際のレシピ通りに作っても必ずしもうまく行かなかったり（これはかなりの確率で私の腕の問題ですが）、明らかに量が違っていたり、という失敗があります。また、洋服や靴も、画像で見たときは良い色だと思っても、実際手にしてみると、イメージとは違っていたりします。こうした問題は、ファッションや料理であれば、命にかかわる重大事件になることは稀《まれ》だと思いますが、新型コロナウイルスはすでに大きな世界的な社会問題ですので、信頼度の低い情報を選んで人が行動すると、大きな危険をはらんでしまいます。例えば、ＰＣＲ検査を受ければ、感染者と感染していない人を完全にわけられる、という思い込みから、ＰＣＲ検査で陰性であれば、自分たちは問題がないという思い込みがおこる。これなどは代表的な例です。

昨今、ＰＣＲ検査を安価で受けられるクリニックができています。もし、高齢者に接する機会の多い職種や、あるいは家で高齢者と一緒に住んでいる人が検査を受けて陰性と判定されて、「自分は感染していないから、高齢者と接しても安心だ」と思い込んでしまうことは極めて危険です。偽陰性だとした場合、高齢者が感染すると、若い世代に比して高い確率で重症化しますし、死亡率が高いからです。

このような極めて重要な問題も含め、厚労省などの公的機関は、正しい情報を積極的に広報する必要があります。「ホームページを参照してください」では、見る人が限られます。今現在の厚労省の姿勢は、自分たちが法的に責任を問われないための防御策のように思えてなりません。

第5章

医療崩壊を防ぐために

変異種流入の懸念

前章では日本の医療体制がひっ迫している状況であることを繰り返し述べてきましたが、秋から冬にかけては、春夏と状況が全く異なることを、すべての人が認識すべきであると思います。脳卒中、肺炎など、多くの病気は冬に死亡が多く、もともと冬の病院は忙しい時期です。新型コロナウイルスは、冬に蔓延《まんえん》しやすいことが明らかになっていますから、これまでは上手くいったからといって、今後も大丈夫という保証はどこにもありません。

また、経済を回しつつ感染拡大を防ぐバランスのとり方が大切なことは、「言うは易《やす》く、行うは難し」です。それは第1章でも書いたように、「感染症の基本法則」が存在するからです。私は、新型コロナウイルスは極めて重大な疾患だと思いますし、感染者が少なくて済むならそれに越したことはないと思います。しかし、だからといって、感染を広げないために、社会経済活動を止めればよい、という意見には賛同しかねます。

ロックダウンしても、給付金を渡せば問題はないという意見もありますが、永久にそのような状況は維持できません。社会的動物という人間の本質から乖離《かいり》した世界で生きていくことを余儀なくされるのは、決してよいこととは思えません。社会経済活動を止めずに、新型コロナウイルスと付き合っていくには、何よりも医療崩壊を防ぐことが重要です。もし、医療キャパシティが重症者に対応できなくなってしまったら、人の動きを止める必要が出てきます。今、変異種の流入が懸念されますが、変異種は致死性（毒性）が強いかどうかはわからないにしても、広がりやすいという性質があります。となれば、感染者とそれに比例した重症者が増えてくることを考えなければなりません。ただでさえ医療がひっ迫している中、こうした変異種が出てくることはさらなる追い打ちをかけることになります。

社会経済活動を止めたり、緩めたりするという、第3章で述べたジグザグ戦略ですが、医療キャパシティを増やさないと、これを何度も繰り返す必要が出てきて、最終的に、何も対策を施さなかった場合の感染者数、死亡者数と同じになってしまうということが、ハーバード大学の研究で報告されています。逆に、医療キャパシティを増やすことによって、人の動きを抑制する期間と、緩める期間の間隔が長くなり、徐々に感染者数も抑えられていくという報告もされているのです。ですから、医療キャパシティを増やすことは、新型コロナウイルス対策を講じるうえで、もっとも重要なカギであるといえます。

しかし残念ながら、厚労省と日本医師会の問題のために、医療がひっ迫してしまい、国民はさらなる努力を強《し》いられることになりました。それは、今ある約160万の病床の一定割合をすぐに新型コロナウイルス対応にする、ICU（集中治療室）のキャパシティを増やすとともに人工呼吸器挿管《そうかん》などの呼吸器対応ができる医師を集める、といった重症化医療の劇的な改善が期待できないからです。加えて、春夏は肺炎の患者が少なく、病床を持つ医療機関に比較的余裕がありましたが、冬は、肺炎の患者だけでなく、心筋梗塞《しんきんこうそく》などの心疾患や脳血管障害で医療機関は極めて忙しくなります。新型コロナウイルスも冬に感染力を増すことから、今できる努力をする必要があります。

医療崩壊を防ぐために国民、国や医療提供側がしなければならない努力について書いてみましょう

国民がしなければならない努力

まずは**基本的な感染症予防の徹底**です。

【図19】は、新型コロナウイルス感染症専門家会議が2020年4月22日に出した、「人との接触を8割減らす、10のポイント」です。人と人との距離をおくことは、感染リスクを抑えるうえで有効な手段であることがわかっています。そのために、1回目の緊急事態

図19

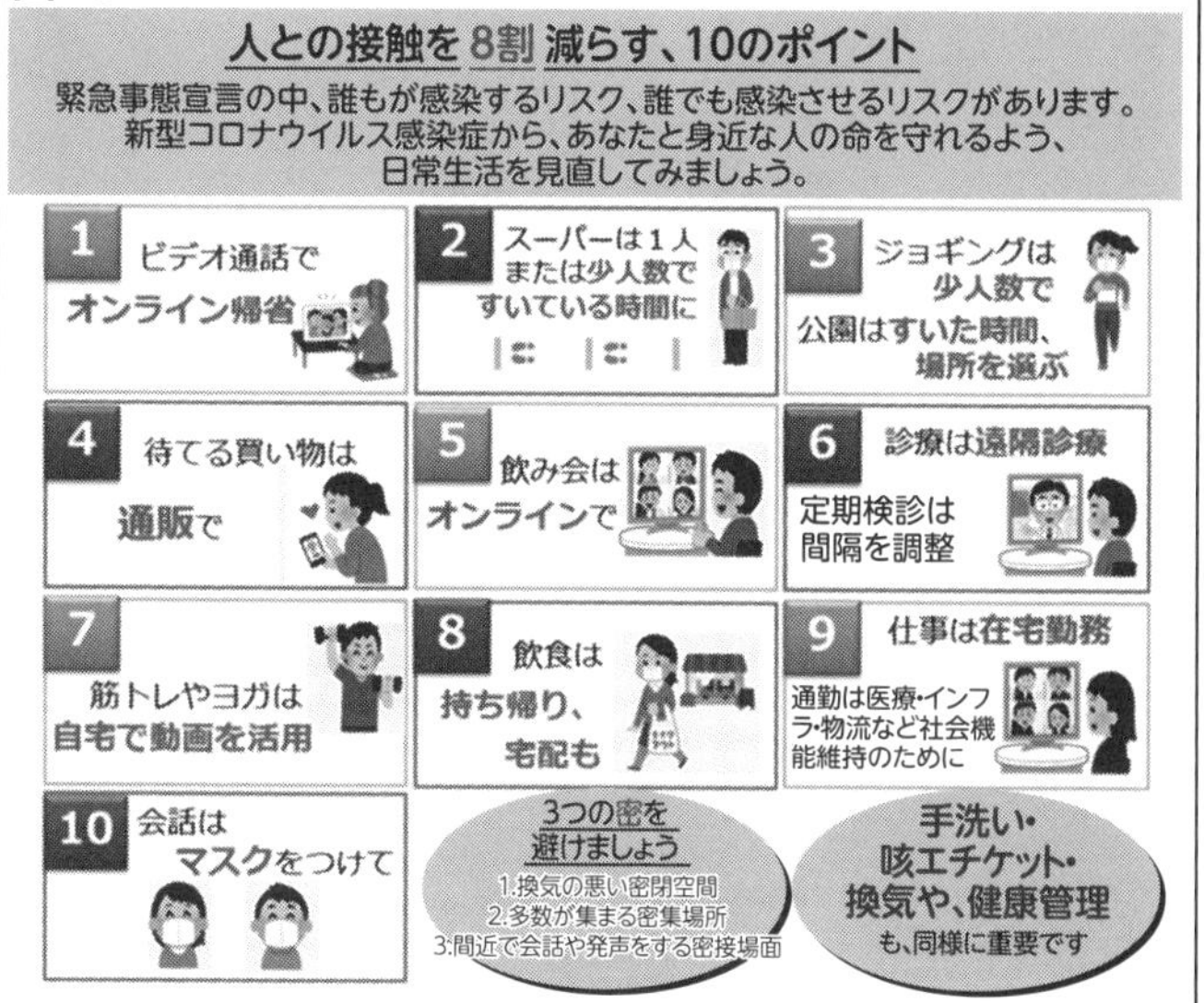
人との接触を8割 減らす、10のポイント
緊急事態宣言の中、誰もが感染するリスク、誰でも感染させるリスクがあります。
新型コロナウイルス感染症から、あなたと身近な人の命を守れるよう、
日常生活を見直してみましょう。
1 ビデオ通話で オンライン帰省
2 スーパーは1人 または少人数で すいている時間に
3 ジョギングは 少人数で 公園はすいた時間、場所を選ぶ
4 待てる買い物は 通販で
5 飲み会は オンラインで
6 診療は遠隔診療 定期検診は 間隔を調整
7 筋トレやヨガは 自宅で動画を活用
8 飲食は 持ち帰り、宅配も
9 仕事は在宅勤務 通勤は医療・インフラ・物流など社会機能維持のために
10 会話は マスクをつけて
3つの密を 避けましょう
1.換気の悪い密閉空間
2.多数が集まる密集場所
3.間近で会話や発声をする密接場面
手洗い・ 咳エチケット・ 換気や、健康管理 も、同様に重要です

（出典：新型コロナウイルス感染症専門家会議「人との接触を8割減らす、10のポイント」4月22日）

宣言が発せられた2020年春頃は、いわゆる「ソーシャルディスタンスをとる」、「3密を避ける」ことが徹底されていました。ところが、あれから約1年が経ち、この10項目の中でしっかりと守られているのは、マスクをすることだけのように感じます。特に最近は、マスクさえしていれば、新型コロナウイルスにかからないという風潮が強くなっているように感じます。マスクが予防策になるかどうかはまだよくわからないので（第2章）、新型コロナウイルスの感染力が強まる秋、冬には、マスクだけに頼らず、①人と人との距離

図20　家族形態別にみた65歳以上の者の構成割合の年次推移

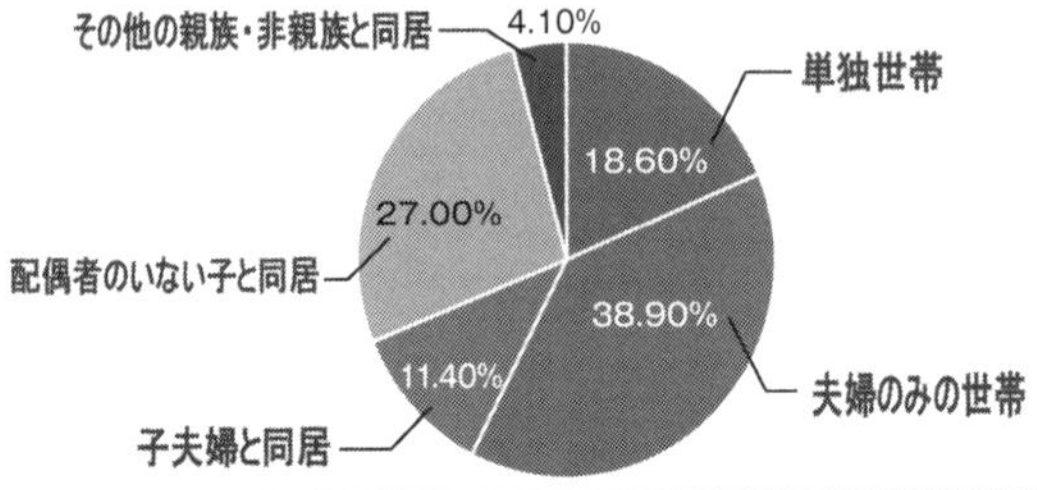

65歳以上の者の過半数は夫婦のみの世帯か単独世帯であり、特に就業していない人々については、外出自粛によって感染予防できる余地は大きい。

（出典）厚生労働省「平成30年国民生活基礎調査（平成28年）の結果から」

をとるようにする、②近い距離で話をしない、③複数の人がいるところではこまめに換気を行うことの徹底が必要です。

次に、**高齢者保護の徹底**です。これは個人だけでなく、行政の協力も必要になります。

65歳以上の高齢者は重症化しやすいことがわかっているので、若い人たちは、基本的な感染予防策を徹底し、高齢者にうつさないようにすること、そして、高齢者は自分たちが感染したら重症化することを認識して行動することが重要です。日本の高齢者の過半数は、一人暮らしか夫婦だけの世帯なので（【図20】）、これらの人々は春まで極力外出を控えることが求められます。

仕事での外出は仕方ないのですが、休日の外出は散

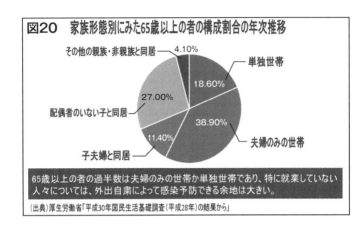

歩程度にとどめること、また散歩する際にも人との距離をおいて、話はしないようにする（会釈程度にとどめる）などをするようにします。特に高齢者においては、マスクをしたから安心という考えは捨てる必要があります。

買い物は宅配にする、オンライン診療ができるなら活用するなども重要ですが、地方自治体の協力も必要です。また、春までは外食や旅行を控えることはやむを得ずしなければならないことです。

ハーバードメディカルスクールも以下のように提言しています（https://www.health.harvard.edu/diseases-and-conditions/preventing-the-spread-of-the-coronavirus）。

●家族以外との物理的な接触は最小限にする。
●マスクをする。物理的な距離をおく。人と接するのは屋外にする。人が密集している屋内は避ける。頻繁に手を洗う。
●運動不足を防ぐため、長時間の散歩をしたり、外を走る。その際、家族以外の人とは1・8mの距離をおくようにする。
●マスクは感染が広がるのを最小化する。マスクは物理的距離をおくことの代わりではなく、物理的距離をおくことに追加して行うべき。

・65歳以上は買い物を人に頼んで、買ったものを家の外においてもらう。

国や医療提供側がしなければならない努力

日本医師会が今からでもすべきことがあります。第一に、健康診断業務、糖尿病の教育入院など、緊急性の少ない業務はやめて、病床と人を確保することです。そして、オンライン診療、オンライン処方の徹底です。新型コロナウイルスでは高齢者が重症化しやすいのは明らかですので、特に高齢者のオンライン診療の徹底は急務です。「高齢者はストレスがたまるから外にでないといけない」といった中川俊男日本医師会会長の発言は、高齢者の定期的な医療機関受診を促進し、感染リスクを高めているだけで、到底受け入れられるものではありません。「新型コロナウイルスはインフルエンザより危険だ」と言う一方で、高齢者の通常受診を勧めるのは矛盾しています。

現在のやり方では、重症者に対応できる医療の増加を早急に行うことは難しいですが、できることはあります。それは、**重症患者の搬送**です。これは日本全体で行う必要があります。

公明党の石井啓一《けいいち》幹事長も「都道府県を超えた患者の受け入れを検討する必要がある」

と指摘しています（https://www.nikkei.com/article/DGXMZO66782470Z21C20A1PE8000）。

この本を書いている今、大阪府や北海道で医療がひっ迫している状況です。

しかしその一方で、比較的余裕がある地域もあります。ひっ迫している地域から比較的余裕がある地域へ、重症患者や、重症化しやすい中高年の入院者を搬送するなどの取り組みが必要です。2020年初めに医療崩壊を起こしたイタリアですが、ドイツが重症患者を引き受けました。国をまたいでできることが、日本国内でできないというのはおかしな話です。

ですが、患者を搬送するというのは、言葉でいうほど簡単なことではなく、自衛隊のヘリコプターで運ぶ必要があります。そのためには、国土交通省、防衛省が主体となって行わなければなりません。実際に2009年の新型インフルエンザで訓練を行って、その必要性を思い知らされました。その時、私は横浜検疫所にいました。訓練自体は、客船で新型インフルエンザにかかって病院搬送が必要な人を着岸して、病院に運ぶという単純なものでした。訓練なので、患者はダミーで健康な職員だったのですが、人を担架にのせてタラップを降り、船から陸に移す、というのは想像をはるかに上回る難しさでした。結局、その搬送役は、海上保安庁に協力依頼をして行いました。テレビなどでみると、患者を運ぶドクターなどがさっそうとした感じで映されていますが、ほとんどの医療従事者にとって、患者搬送は無理だと思います。本当の患者は健常人より搬送が難しいので、実際にできるかと言われたら、かなりの困難を伴う、としか言いようがありません。自衛隊や海上保安庁の職員は毎日人の搬送の訓練をしていますので、彼らに行っていただく必要があります。また、DMAT（災害派遣医療チーム：Disaster Medical Assistance Team）という災害医療の専門家チームがあります。ところが、現状の新型コロナウイルス対策において、DMATは蚊帳《かや》の外です。

日本の各省庁は、他の省庁への関与を嫌います。その特性が最も強いのが厚労省だと思います。しかし、新型コロナウイルスはすでに国家の危機であるので、現存の枠組みや、霞が関の文化などを捨てて、他省庁への協力を依頼すべきです。スウェーデンは医療がひっ迫しているためノルウェーが重症患者を引き受けるという話も聞きます。多国間での重症患者搬送が実際に2020年の春から行われている中、この小さな日本でそれができないというのはあまりにひどすぎる話です。

感染者が多くなりすぎて、搬送がうまくいかない状況になれば、非難を受けるかもしれませんが、後期高齢者へ人工呼吸器をつなぐことは、必ずしもご本人にとって良い結果を生まないことから（第3章）、男性75歳以上、女性80歳以上を対象に、呼吸が苦しい時には酸素吸入まで行う、といった専門病院を作ることを考慮しなければならないかもしれません。一人の患者にかけるケアのレベルを下げることによって、医療機関への負担を少なくするためです。

先述したように、重症化しやすい高齢者の徹底した保護も国主導で行わなければなりません。それは、一つ目は、既に感染した人に高齢者のケアを行ってもらうという取り組みです。かつて、シールド作戦とか、免疫パスポートと呼ばれていたものです。それが立ち消えになったのは、いったん新型コロナウイルスにかかった人たちが、どの程度の期間、再感染しないでいるか、すなわち、どの程度免疫が持続するかが明らかではなかったからです。

しかし、第2章で解説したとおり新型コロナウイルスにかかり、いったん回復した人たちが再感染しにくいという仮説が、イギリスの研究によって証明されています。繰り返しますが、この結果は重要です。なぜなら、免疫を当面の間持っていて再感染しないということは、人にうつす危険性がないということを意味するからです。国レベルで考えた時には、すでに感染した人が高齢者に接するなら、高齢者への感染リスクは下がることはあっても、上がることはないといってよいでしょう。

春日局はなぜ家光の乳母になったのか

かつて、日本において歴史的に同様の取り組みが行われたことがありました。春日局《かすがのつぼね》です。春日局は竹千代《たけちよ》（のちの徳川家光）の乳母《うば》でした。彼女がなぜ乳母として採用されたかというと、顔にあばたがあったからと言われています。あばたとは天然痘にかかって発疹《ほっしん》ができ、それが治った証《あかし》です。

天然痘は15世紀に世界で大流行を起こし、日本では疱瘡《もがさ》と呼ばれ、恐れられました。致死率30％という、新型コロナウイルスとは比べものにならない高い致死性があり、フランス国王ルイ14世、用明《ようめい》天皇（聖徳太子の父）も天然痘で命を落としました。法隆寺は、天然痘鎮静の祈りを込めて建立《こんりゅう》されたそうですから、当時いかに天然痘が猛威をふるっていたか想像できます。

天然痘を根絶させたのは、ほぼ１００％の予防効果をもつワクチンが開発されたからなのですが、このワクチンを日本に導入したのは医師で蘭学者の緒方洪庵《おがたこうあん》でした。もともと天然痘は牛痘《ぎゅうとう》と呼ばれる牛の天然痘から人類にうつってきたと考えられていますが、ワクチンの生みの親であるイギリス人医師、エドワード・ジェンナーが、牛飼いからは天然痘の発生が少ないことに気づき、牛痘の膿《うみ》を人に接種したのがワクチンの始まりといわれています。

今でいえばかなり危険性の高い行為といえますが、弱毒化生ワクチンは基本的にこれと同じ原理です。この牛痘ワクチンを日本で初めて人に使用したのが緒方洪庵ですが、当時は、「そんなものを打つと牛になってしまう」という風評に苦しんだことが伝えられています。どの時代でも科学とデマの闘いはあるようです。いずれにしましても、天然痘は長い間人々を苦しめてきたことがわかります。

一度かかった人は当面新型コロナにかからない

話を春日局に戻しましょう。天然痘は体中に発疹ができます。治った後は、乾いた発疹がみにくいあばたとなって残ります。天然痘に一度かかると生涯天然痘にはかからないことがわかっています。これを終生免疫と呼びます。麻疹《はしか》なども終生免疫を得るウイルス感染症です。終生免疫があるということは、二度とその感染症にかからない、人にうつすことはない、ということです。当時流行していた極めて致死性の高い感染症から、お世継ぎを守るということは、国家の存亡にかかわる大事でした。

それゆえ、竹千代にその病気をうつすことのない乳母として、春日局が抜擢《ばってき》されたわけです。このやり方を、新型コロナウイルスの高齢者対応に活かせばよいと思います。つまり、高齢者施設で働く人たちに、一度新型コロナウイルスにかかった人たちにも参加してもらうのです。また、家庭内感染も問題となっていますから、すでに感染したことのある家族が、当面、高齢者の配膳《はいぜん》などを担当するというやり方です。これを「春日局作戦」と名付けましょう。春日局作戦の具体的な例を示します。

例えば、吉永小百合さんは、２０２０年から後期高齢者になりました。吉永さんと一緒に映画を撮影中の広瀬すずさんは、２０２０年10月、新型コロナウイルスに感染しました。そこで、例えば広瀬さんが吉永さんの身の回りの世話を一身に引き受けたり、吉永さんと食事を一緒にするのを広瀬さんだけにすることによって、吉永さんの感染リスクは下がります。

他にも例えば、ビートたけしさんの身の回りのお世話をする人も、当面の間は、感染済みの人にすれば、たけしさんの感染リスクが下がります。また、テレビのバラエティ番組などは、アクリル板やわずかな距離だけで守っているので、比較的感染しやすいと思われますが、何人かが並んで座る場合の真ん中に、石田純一さん（2020年4月に感染）が座るようにすれば、その隣に座っている人の感染リスクは下がります。

この春日局作戦を政策に取り込んでいる国があります。アイスランドです（CNN.co.jp：「新型コロナの回復者、隔離措置なしで入国可　アイスランド」https://www.cnn.co.jp/travel/35163456.html）。

アイスランドは、先述したイギリスでの研究結果を踏まえて、すでに新型コロナウイルスにかかったことがあるという証明があれば、入国後2週間の隔離措置なしで、入国させるとしています。どうやって証明するか、私は「抗体検査」が実用的なのではないかと考えています。

在宅支援

重症化しやすい高齢者の徹底した保護としては、高齢者の在宅支援も考えられます。繰り返しますが、65歳以上は明らかに重症化リスクが高いことがわかっています。働いている人をすべて在宅にするのは難しいと思われますから、年金生活者に関しては、楽しんで家にいられる取り組みをすることが有用と思われます。

例えば、宅配サービスの充実、リモート診療の充実、体力を落とさないための筋トレをリモートで行うサービスなどがあげられますが、これは私のつたない想像力だけでなく、広くアイデアを募集するのがよいと思います。「春日局作戦」にしても、高齢者の在宅支援に関しても、国が十分な量的支援とともに急いで行う必要があります。


高齢者保護とは、とりもなおさず、誰もが注意を払い、高齢者にうつさないようにする、最大限の努力をするということなのです。第2章で解説したように、マスクをしていれば新型コロナウイルスの感染はかなりの確率で防げるという話をよく耳にしますが、デンマークの5000人規模のランダム化比較試験（RCT）の結果から、マスクが感染を防止するかどうかについて、まだ確実な証拠がありません。マスク過信は禁物です。過信せずに、装着はしたうえで、特に高齢者は、①なるべく外出しない、②すでに感染した人を除いて、人と直接話すことはなるべく避ける（電話やオンラインで対応）、③どうしても話すなら距離をとる。若い人もこの意識を持つことが重要です。

以上の諸点を守ったうえで、高齢者とはできるだけ物理的に接触しないようにするなど、遵守《じゅんしゅ》徹底すべきだと思います。

この点に関しては、厚労省もホームページに掲載していますが、ここでも単に「見ておいてね」という程度でお茶を濁したりせずに、テレビＣＭなどを使い、政府広報を徹底させる必要があると考えます。

第6章

感染症から国民を守れない法体系

有事と平時の区別がついていない

感染拡大に伴う医療崩壊を起こさないように対策を講じることは、極めて重要な国家の危機管理です。しかしながら、発生国である中国の真の状況や、日本の感染者数の細かい把握ができているとは言い難く、日々の状況発表では、国、地方自治体、研究者などの様々な人々が入れ替わり立ち替わり説明をするものの、誰が責任を持って対策を行っているのかよくわからないのが現状です。こうした国の対策を打ち出す初動態勢の遅れが指摘され、マスクの買い占めなどに見られるように、大きな社会不安を招いてしまいました。また、大型クルーズ船の隔離停留《ていりゅう》という現代史上初の出来事が起こりました。

この新たな感染症に対する初動態勢の遅れは、日本の感染症危機管理が十分に機能していないことを改めて露見《ろけん》させました。それは、有事（緊急事態）と平時の態勢の区別が曖昧《あいまい》であることを意味します。危機管理という概念が極めて希薄な国家システムになってしまっていること、第4章で解説した厚生労働省の責任者不在が、初動態勢の遅れとなった2大原因であると考えます。

さらに、そもそも日本の法体系が感染症から国民を守れないものなのです。感染症に関わる法律として、「検疫法《けんえき》」と「感染症法（感染症の予防及び感染症の患者に対する医療に関する法律）」があり、さらには緊急事態と認識された場合の法律として、「新型インフルエンザ法（新型インフルエンザ等対策特別措置法）」があります。しかし、残念ながら、これらの仕組みが有事に即応しているかというと、そうなってはいません。まず、その理由から説明しましょう。

第一に、このような法体系に基づく仕組み（システム）の非効率性があげられます。検疫法は、国内に常在しない感染症が国内に入ることを防ぐための法律で、活動主体は厚労省の出先機関である検疫所です。検疫所は主要国際空港と港という外国からの玄関口にありますが、ひとたび国内に入ると検疫法は外れ、国内法と呼ばれる感染症法に則《のっと》って感染症対策が行われます。この時の活動主体は、地方自治体となります。２００９年の新型インフルエンザ流行の際、防護服を着て空港内で活動していたのは検疫所職員で、２０１４年、デング熱患者発生の際、同様の防護服を着て代々木公園などを消毒していたのは東京都の職員です。また、検疫所の職員は国際線ターミナルの制限区域に立ち入ることはできますが、国内線旅客ターミナルには立ち入れません。それは管轄が異なるからです。

このように、検疫法と感染症法における活動母体は明確に区別されています。それゆえ、厚労省は新型コロナウイルスに関しても、国で決定された事項を「通知」あるいは「事務連絡」という形で、地方自治体に依頼することになります。もちろん、感染症法も国の法律なので厚労省の関与がないというわけではありませんが、「感染症法に指定された感染症が発生した場合は、医師ないし医療機関が保健所に届ける」というのが法律の骨子で、その情報を保健所から地方自治体を通じて厚労省に報告するという流れです。この流れに関して一つのプロセスも飛ばすことはできません。つまり、「ここの部局の関与は必要ないから外そう」という現場の判断が許されないのです。もし、あるプロセスを変更するとしたら、それこそ、上意下達《じょういかたつ》の決まりに則ってその流れを変えるという、事務作業を繰り返さないといけません。しかも、検疫所を管轄するのは厚労省医薬・生活衛生局生活衛生・食品安全部であり、地方自治体に通知、事務連絡をするのは厚労省健康局結核感染症課といった具合に部局が全く異なります。

感染症対策を危機管理として捉《とら》える流れから、2000年にFEMA（米連邦緊急事態

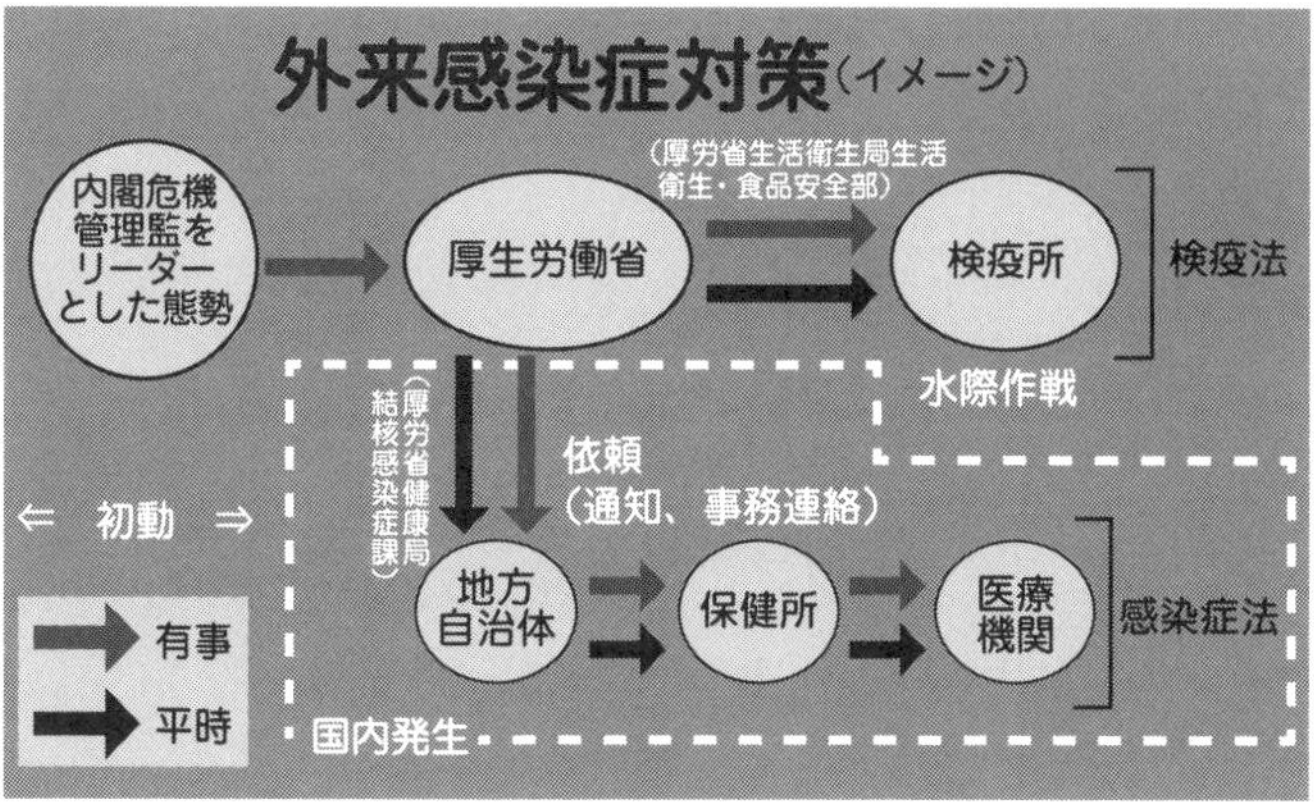

平時と有事で対応が変わらない！

管理庁）の危機管理官レオ・ボスナー氏が来日し、1年間の視察のあと、多くの提言を行い、それらを受けて、日本では指揮命令系統の一体化が図られました。すなわち「緊急事態」と国が認識した場合は、内閣官房などが主体となった初動態勢が敷かれることとなったのです。内閣情報調査室から総理大臣、官房長官、官房副長官、危機管理審議官、ならびに内閣危機管理監（現在は警視総監）、内閣官房副長官補（官僚）に速報が入り、官邸対策室が設置されます。

対策室は、緊急参集チームと協議して、関係省庁の局長級が招集され、有事の種類、事態などに応じて、主管府省庁が決定されることになっています。

こうしたことから一見、統一された指揮系統の下、問題なく組織が稼働すると思われますが、残念ながらそうならない可能性が高いのです。それが、まさに今回の初動を遅らせた大きな原因となって露見したことになります。

危機管理対応ができない

新型コロナウイルスは、新型インフルエンザ等対策特別措置法に組み込まれました。一見、内閣主導で事がスムーズに進むようになると思いましたが、実際そうとばかりは言えないのです。

《新型インフルエンザ等対策特別措置法（目的）第1条　この法律は、国民の大部分が現在その免疫を獲得していないこと等から、新型インフルエンザ等が全国的かつ急速にまん延し、かつ、これにかかった場合の病状の程度が重篤《じゅうとく》となるおそれがあり、また、国民生活及び国民経済に重大な影響を及ぼすおそれがあることに鑑《かんが》み、新型インフルエンザ等対策の実施に関する計画、新型インフルエンザ等の発生時における措置、新型インフルエンザ等緊急事態措置その他新型インフルエンザ等に関する事項について特別の措置を定めることにより、感染症の予防及び感染症の患者に対する医療に関する法律（平成10年法律第114号。以下「感染症法」という）その他新型インフルエンザ等の発生の予防及びまん延の防止に関する法律と相まって、新型インフルエンザ等に対する対策の強化を図り、もって新型インフルエンザ等の発生時において国民の生命及び健康を保護し、並びに国民生活及び国民経済に及ぼす影響が最小となるようにすることを目的とする》

ここに記してあるように、「『感染症法』……と相まって」とあるので、感染症法とこの特措法は補完関係にあります。ここで、現在ある感染症を取り巻く3つの法律をおさらいしましょう（カッコ内は管轄）。

1・新型コロナウイルス感染症を適用対象に加える「新型インフルエンザ等対策特別措置法」改正案（内閣官房）
2・感染症法（厚労省健康局）
3・検疫法（厚労省医薬・生活衛生局）

1と2は、国内での感染拡大抑制が目的です。この2つは補完関係にありますが、担当部局が違うので守備範囲が異なります。

3の検疫法は、「隔離・停留」により国外からの感染症の侵入防止を目的としているので、1、2の法律とは目的が違います。

家の近くのスーパーマーケットで、買い物時にレジがごった返し、長蛇《ちょうだ》の列を作ることがあります。その際、店内で「各部門の方、レジ応援お願いします」というアナウンスが流れると、どこからともなく、精肉担当であったり、菓子担当であったり、本来はレジ担当者でない人たちが集まって対応に当たります。私は、ここに危機管理の原点を見る思いがします。

3つの異なった法律があるということは、それを管轄する担当部局も異なることを意味します。担当部局は、所管で決められた役割しか果たさないのです。役所で部局が違うのは、会社が違うのと同義なので、連携がスムーズに取れると考えるのは机上の空論です。

実際、今回のような有事の際にも、一斉に「レジ応援」には駆けつけられないため、危機管理対応ができませんでした。

危機管理とは、瞬時に変わる事象に対して、速やかに、そして柔軟に対応しなければならないのです。そのためにも、首相が責任を持って組織を動かせる法体系の整備を、今やっておかなければなりません。

どんな感染症の流行も、いずれは収束します。しかし、必ずいつかは新たな感染症の脅威に曝《さら》されます。のど元過ぎれば熱さ忘れる――こんな愚行を繰り返していては、国力が疲弊《ひへい》するだけでなく、感染症危機管理に関するわが国の脆弱性《ぜいじゃくせい》を世界にアナウンスし続けることにもなりかねません。国防の観点からも極めて危険です。誰かが火中《かちゅう》の栗《くり》を拾う必要がある。それは現政権の長である菅義偉首相以外にいないはずです。鉄は熱いうちに打て、なのですから。

検疫を潜り抜けると所管は地方自治体に

さらに詳しく見ていきましょう。「検疫法」と「感染症法」の2つの柱が、感染症対策の基本であることは先に述べましたが、2つの柱があるということは、それらの法令に伴う棲《す》み分けがあるということを意味します。

具体的には、〈厚労省（医薬・生活衛生局生活衛生・食品安全部）→検疫所〉というルートと、〈厚労省（健康局結核感染症課）→地方自治体→保健所→医療機関〉という地方自治体主体の枠組みの2つのルートが存在します。厚労省と地方自治体の棲み分けは、国際線ターミナル内を区切りとしたり、地方自治体では県境などが区切りとなります。

しかし、今回の件でも見られた検疫を潜り抜けて国内に入った事例のように、検疫法と感染症法の2つがあることによって、状況把握や感染症対策の一本化を難しくしています。

厚労省は検疫所を通じて、サーモグラフィーによる体温測定や健康に関する質問票を配布していますが、質問票はあくまでも申告する人の善意に頼むもので、具合が悪い人が自ら確実に申告するかは極めて疑わしいわけです。誰しも海外から帰国すれば、すぐに家に帰りたいと思うのが人情であり、自己申告には限界があります。

また、たとえ体調が悪くても、その感じ方には個人差があり、まして高齢者の場合は症状が現れ難い、自覚し難いなど、症状の把握が困難なこともあります。ウイルスに感染し他人にうつす力があり、潜伏期で熱などの症状が出ない状態が10日間程度は存在することから、サーモグラフィーによる体温測定を実施しても、検疫をすり抜ける例があることは想像に難くはありません。この状況は海外からの渡航者を止めるまで継続していたのです。

2020年4月に出された緊急事態宣言以来、海外から日本に入ってくる外国人たちに対して、唾液《だえき》による抗原検査などを実施していますが、今後、海外からの渡航者が再び増加することを予想し念頭に置くなら、どこまで検査を行うかの議論は必須です。

第2章、第4章でも記しましたが、どのような検査も100%の信頼性はありません。

本当は感染しているのに、感染していないと判断したり（偽陰性《ぎいんせい》）、誤って陽性と判断する（擬陽性《ぎようせい》）こともあるのです。ですから、どんなに対策を講じていても、一定数の感染者は、検疫をすり抜けます。そして、検疫をすり抜けたあとの対応は、地方自治体が主体となるわけです。

さらに、地方自治体は厚労省からの通知や事務連絡を受け取ってはいるものの、それを現実的にどう適応させるかは地方自治体ごとに異なります。これが有事に即していない第二の点なのです。当初、京都府では感染が心配な場合はウイルス検査を行うが、他の地方自治体ではそうでなかったという事例からも明らかです。

新型コロナウイルス感染者が、感染しているか否か、まだわからない時期に移動し、その対応が複数の地方自治体にまたがることも十分想定されるため、地方自治体同士のすり合わせをしっかりしておかないと、実際に事が起こった時、スムーズに物事が進まなくなる可能性が高いのです。

繰り返しますが、「国家の危機」と判断された場合は、内閣危機管理監がリーダーとなって初動態勢が敷かれます。総合調整をして各省庁に分担を割り振り、新型コロナウイルスに関しての所管は、厚労省となりました。そうなると、結局は、平時の場合と同様、国内に入れない水際《みずぎわ》作戦は厚労省が主体となって行う一方、国内で感染が確認された事例に関してはは地方自治体に依存するところが大きいというやり方で対応が進んでゆくことになります。

厚労省に限らず、役所は法令順守を第一義とします。ですから、その法体系が現状にそぐわないことが、一番の問題点なのです。クリントン政権時代、FEMA長官を務めたジェームズ・ウィット氏は、講演で次のように述べています。

「日本は、多くの異なる省庁が異なる責任をもっているようである（中略）。どこが総括的な計画をもっているのか、どうやって一緒に協力し、資源を調節するのか。中央のレベルから実際の地方のレベルまでどのように協力し、一定の資源から最大の効果を引き出すのか。資源は限定されており、いかに無駄を省くかなどの計画はあるのかがはっきりしない」

まさに新型コロナウイルスでもこれに当てはまる事象が現実に起こっています。厚労省から様々な通知などが発令されていても、感染症を受け入れられる医療機関には限りがあり、検査態勢も医療スタッフも十分とは言えない現状は、ウィット氏の指摘がそのまま当てはまっています。PCRなどの検査態勢が充実し、検査の件数も増えてきました。検査数が増えれば、陽性者の数も増えます。現行法では新型コロナウイルス陽性者が出ると、濃厚接触者も、保健所が管理します。元々保健所は人員が少ない中、業務が立ち行かなくなっているといわれています。早急な対応が求められているのです。

法律が昭和中期のまま

厚労省の出先機関である検疫所が活動主体となって行う検疫法にも大きな問題があります。検疫法には「隔離・停留」という言葉が何度も使われており、日本語ではあまり正確に区別されていません。第2章でも解説した通り、例えば隔離という言葉は「isolation＝患者を一般集団から離す」と「quarantine（検疫）＝患者だけでなく、感染の可能性がある場合も一般集団から離す」という明確な区別がなされています。

特に患者でない人を一般集団から離す場合は、健常人の可能性がある人の行動制限を行うことになります。ジョンズ・ホプキンス公衆衛生学院教授で、ジョージ・H・W・ブッシュ大統領のライフサイエンス・アドバイザーを務めたD・A・ヘンダーソン氏は、「隔離することの効果（医学的、科学的でなく社会的、政治的な側面も含めて）が、個人の自由を制限することによって生じる意義の他、負のインパクト、例えば倫理的な側面などを上回った時にだけ、その権力を行使すべき」と述べています（Bioterrorism JAMA books）。

これまで感染症が大きな社会問題となってきたにも関わらず、日本では隔離や停留の法的議論や実際にどう行うかの議論がなされてきませんでした。そもそも検疫法ができたのは昭和中期で、船が主要交通機関の時代です。もともとはチフスやコレラに対応した法律であり、船内でこうした病気が発生した場合は、静養も兼ねた停留が行われた時代のことなのです。ところが、いまや48時間以内に世界のどの国へでも行ける時代であり、感染症をとりまく状況も全く様変わりしているのです。WHOはじめ先進諸国は「ヘルスセキュリティ」という言葉を使用していますが、これは「健康問題はもはや安全保障問題である」ということを示しているのです。言い換えれば、感染症は生物化学兵器の可能性も含め、国家の危機を招きかねないということにほかなりません。

わが国は、オウム真理教が世界で初めてのバイオテロを行った国です。感染症の専門家集団ではない彼らが、一般家庭のキッチン程度の設備で生物兵器をつくりだしたことに世界は驚愕《きょうがく》しました。これが世界の感染症に関する意識を大きく変えたのですが、当の日本といえば、この問題への感受性が決して高いとはいえません。感染が同時多発的におこる可能性がある現代に、カビの生えた古い検疫法に則って危機管理が行われていること自体、バイオテロに対して槍《やり》、鉄砲で戦うようなものなのです。

検疫法第14条には次のような趣旨が記されています。

「検疫所長は外国で検疫法第2条1号・2号に掲げる感染症が発生し、その病原体が国内に侵入し、国民の生命及び健康に重大な影響を与えるおそれがあると認めるときには、検疫法第2条1号・2号に掲げる感染症の病原体に感染したおそれのある者を停留し、また、検疫官をして停留させることができる」

隔離停留を決定するのは検疫所長です。検疫所は厚労省の出先機関であり、そこの長が、政府の重要事項を決定できるような法律があること自体、厚労省の無責任さ、やる気のなさがうかがえます。

水際作戦の限界

水際作戦も決して万能ではありません。かつて14～15世紀のペスト流行の際、イタリアは自国の海岸線に汚染地から来船を40日間留め置きました。このイタリア語の40

(quaranta) が検疫 (quarantine) の語源になっています。結局、この隔離停留をもってしても、ペストから免《まぬか》れた国はなかったのです。歴史的に猛威を振るったスペイン風邪、アジア風邪といわれるインフルエンザウイルスの流行に際しても、学校閉鎖、国境封鎖、集会の禁止、輸送機関の停止などが行われましたが、感染を封じ込めたという科学的根拠は得られていません。人は移動を制限しても必ずどこかで交わるものだからです。

一方で、スペイン風邪の時代に徹底的な水際作戦を行った国が流行のピークを遅らせたとする論文もあることから、新種の感染症に対しての初動としては一定程度の効果があることが示唆《しさ》されます。

有効性に関しては限界がある水際作戦ですが、横浜港に停留したクルーズ船ダイヤモンド・プリンセス号に対する隔離停留は政治的に行わねばならない措置であったと思います。なぜなら、厚労省がとった新型コロナウイルスに関する情報把握やその周知は、きわめて遅い対応だったからです。すでに中国で蔓延《まんえん》し、地理的に極めて近いわが国は、国際社会に対してその対応を迫られていたわけです。新たな感染症は人為的な可能性(バイオテロ)もあることから、ある程度の見極めができるまでは大げさな対応もやむを得ません。結果論にはなりますが、隔離停留についての議論や決定は、ヒトヒト感染が示唆される感染拡大のごく初期に政策決定されるべきだったのです。旧態依然とした枠組みのなかで、「厚労省にすべてを委《ゆだ》ねていては埒《らち》が明かない」という官邸主導の危機管理の結果、行われた措置だと理解しています。

2003年のSARS（中東呼吸器症候群）、そして2009年の新型インフルエンザ流行以来、エボラ出血熱、MERS（重症急性呼吸器症候群）という感染症の流行が起こりましたが、のど元過ぎれば熱さ忘れるで、先述した既存の枠組みの見直しはなされませんでした。これは厚労省のみならず、2009年に筆者を国会招致した当時の民主党政権の大きな負債であるといっていいでしょう。

新型コロナウイルスが、すでに国内である程度の広がりを見せていると考えられるならば、重点的に行うべきことは、国内対応、すなわち免疫学的弱者に広げないということです。医療機関へのアクセスフリーはわが国の最も優れた医療システムですが、院内感染が起これば、その人的・社会的インパクトは計り知れません。

それゆえ、「心配なら医療機関で受診を」という姿勢は、自殺行為とさえ言い得るものなのです。「まずは保健所に」と厚労省のホームページに書いてはありますが、人は咳《せき》などの症状があれば医療機関で受診するのは当然のことです。どういう場合にどこに連絡をするか、その周知徹底が求められるのです。

そして何よりも既存の枠組みを変えなければならないでしょう。現在の法体系は、危機管理とは程遠いものになっています。

第4章でも強調しましたが、感染症の国家的危機が生じた場合は、官邸主導で厚労省医務技監を現場担当者とし、「顔を表に出して」総指揮を取らせるべきなのです。政策の失敗は、その人の責任にもなります。また、危機管理は、厚労省だけで負えるものではありません。外交問題、安全保障問題にもかかわってくることから、各省庁間の垣根を取り払い、首相が全権を駆使《くし》できるような仕組みが何より求められるのです。

全ての感染症は中国から来る、といっても過言ではないのです。とすれば、わが国はこうした感染症の危機に将来も晒《さら》され続けるでしょう。感染症危機管理の枠組みを変え、わが国を守ることができる態勢を早急に敷くべきです。

第7章

ワクチン接種の注意点と科学的根拠に基づいた対策

その対策は科学的根拠に基づいているか

この章では、ワクチン開発と接種、科学的根拠に基づいた対策の重要性について説明します。

科学的根拠は、「エビデンス」と呼ばれることがしばしばです。特に医療分野ではＥＢＭ(Evidence-Based Medicine)、「エビデンスに基づいた医療」という言葉が使われます。なぜ医療に関して特別にエビデンスが必要なのかといえば、日進月歩の医療界において、どんな治療や予防が有効なのかを知る必要があるからです。

例えば、がんは約40年前には不治《ふじ》の病と称されていましたが、現在ではそうではなくなりました。治療法や新しい薬剤の有効性を確かめることは、個人の患者にとどまらず、国にとっても重要なのです。がんは2人に1人がかかる病気と言われているので、有効でない治療を行った場合は、社会的に大きなロスを生じさせます。また、新型コロナウイルスに関しては、第2章で述べたように、感染した人が当面の間は免疫を持つこと(かからないし、人にうつすこともない)、マスクは新型コロナウイルスを予防するかどうかはわからない、という2つの大きなエビデンスが得られています。

このエビデンスをもとに、アイスランドでは、すでに新型コロナウイルスにかかった証明があれば、隔離なしで、入国を許していることも既述のとおりです（第5章）。このエビデンスによって、アイスランドは安心して渡航者を受け入れ、経済活動が活性化されることになりました。

マスクの予防効果に関しても同様です。マスクに予防効果があるとして高齢者が至近距離で他者と接触すれば、感染のリスクが高まるというエビデンスがあるのです。また、付言するなら、アクリル板やフェイスシールドに効果があるかどうかの研究結果がないため、これらの予防効果を過信するのも危険です。

ワクチンという希望の光

明確なエビデンスから治療法や予防法の効果を見極めることが、国や世界といった大きな集団にとって、いかに大切なことか、おわかりいただけたと思います。

今、各国のしのぎを削ったワクチン開発の結果、新型コロナウイルスに効果的なワクチンが開発されました。mRNA（messenger RNA：伝令RNA）ワクチンやウイルスをベクター（運び屋）に使ったワクチンが実用化されています。特にmRNAワクチンは、世界で初めて実用化されています。現時点での主なワクチンは【図21】のとおりです。

ｍＲＮＡワクチン（米大手製薬会社ファイザー、英大手製薬会社アストラゼネカなど）の臨床試験はすでにＨＩＶ（ＡＩＤＳ《エイズ》を引き起こすウイルス）感染症や各種のワクチンなどでも行われてきましたが、実用化されるのは今回が初めてです。米大手製薬会社モデルナが使用しているウイルスベクターワクチンは、アデノウイルスなど感染力のあるウイルスに特定の遺伝子を組み込み人体に投与するものですが、先天性の代謝疾患やがんの治療に応用されており、感染症の領域でもエボラ出血熱のワクチンとして海外で実用化されています。これらすべてのワクチンはヒトを用いた研究で一定程度の効果が示されています（https://www.nejm.org/doi/full/10.1056/NEJMoa2034577?query=recirc_curatedRelated_article）。

このように、ワクチンが開発されたのは極めて重要で、希望の光といえます。しかし、まったく懸念がないわけではありません。その効果がどの程度続くかははっきり言えず、また、この免疫（感染予防効果）がどの程度持続するのか、中長期的な健康問題（有害事象）がどの程度の確率でおこるのかはっきりしていません。

専門的な話になりますが、今回のワクチンはＩｇＧという免疫グロブリン（血液や体液

図21　COVID-19 ワクチンの開発状況

国	企業／アカデミア	ワクチンの種類	進行状況
米独	ファイザー／ビオンテック	mRNA	海外:緊急接種許可または承認
米	モデルナ	mRNA	海外:緊急接種許可
英	アストラゼネカ／オックスフォード		ウイルスベクター 国内:第I/II相臨床試験
米	ジョンソンエンドジョンソン	ウイルスベクター	国内:第I相臨床試験
仏	サノフィ	組換えタンパクa、mRNA	a2021年下半期に実用化予定
米	ノババックス（武田）	組換えタンパク質	国内生産
日本	塩野義／感染研／UMN ファーマ	組換えタンパク質	国内:第I/II相臨床試験
日本	アンジェス阪大／タカラバイオ	DNA	国内:第I/II相臨床試験
日本	第一三共／東大医科研	mRNA	国内:2021年3月から臨床試験
日本	KM バイオロジクス／東大医科研／感染研／基盤研	不活化（従来型）	国内:2021年3月から臨床試験
日本	ID ファーマ／感染研	ウイルスベクター	国内:2021年3月から臨床試験

（出典:一般社団法人日本感染症学会ワクチン委員会COVID-19ワクチンに関する提言）

中にあって抗体としての機能と構造を持つ蛋白質《たんぱくしつ》の総称、免疫グロブリンには、IgG、IgA、IgM、IgD、IgEの5種類があり、それぞれの分子量、その働く場所・時期にも違いがある）に対する抗体ができることにより効果を示しますが、新型コロナウイルスは、IgGのほかIgAという免疫グロブリンが関与することがわかっており、これに対する抗体産生は、今まで開発されているワクチンによる免疫反応がおこらないことから、ワクチンを打って、自分が新型コロナウイルスの感染は免れるにしても、他者にうつす可能性はあります（Can you spread Covid-19 if you get the vaccine? Quartz〈qz.com〉）。

また、変異種に対してもどの程度効果があるのかはよくわかっていません。希望の光ではありますが、新型コロナウイルスのワクチンが、この感染症を地球上からなくすことは難しいのではないでしょうか。

ワクチンの効果と安全性

では、ワクチンが有効か否か、どうやって調べるのでしょうか。

現在も180種類を超える新型コロナワクチンの開発が進められていますが（2021年1月現在）、ワクチン開発に成功しても、効果判定は一朝一夕《いっちょういっせき》に行えるものではありません。ワクチンを含め薬剤に関しては実験室レベルで効果判定が行われ、その効果や安全性を確認するための動物実験も行われます。しかし、これだけでワクチンが晴れて使用されるわけではないのです。

言うまでもなくワクチンを打つ対象は人なので、人で試してみなければなりません。そのためにワクチンを打つ集団と、打たない集団にわけて追っていきます。そして、何カ月か経過した後、2つの集団における新型コロナウイルス感染の発生率の違いを比較します。2つの集団に違いがあるかを見極めるためには、できるだけ大きな集団が必要です。それは少人数で行っても、偶然効いたのか、そうでないかの判断が難しいからです。これはワクチンよりも、新型コロナウイルスの特効薬の可能性が指摘されているロピナビル／リトナビル（商品名カレトラ）などを例にとって説明したほうがわかりやすいでしょう。

ロピナビル／リトナビルは、本来、ＨＩＶの治療薬として認可されている抗ウイルス剤ですが、少数の軽症例に使用したところ、効果があるのではないかと報告されました（国立国際医療研究センターにおける新型コロナウイルス〔2019-nCoV〕感染症患者3例の報告）。

たしかに、この報告をみると、効果があったように見えます。しかし、これらの症例は、この薬剤を投与したから症状が改善したのか、あるいは、薬剤を投与しなくても自然に治ったのかがよくわかりません。それは、薬剤を投与した人たちだけの結果しか見ていないためで、投与していない人との比較がないためなのです。本当に効果があったのか否か、判断がつきません。

よくわからない事象は、新型コロナウイルスに対する薬やワクチンでなくても、世の中にたくさんあります。読者の皆さんに馴染《なじ》みがある商品を例にとって説明してみましょう。

仮に、「夢のサプリメントX」が発売されたとします。このサプリメントXを飲むと、たとえ60代であろうと70代であろうが、皺《しわ》が消えて40代と見紛《みまが》うほどのツヤツヤ肌になり、あげくの果てに白雪のような肌になるというのです。

「まさか、そんなことあるはずもない」と疑いながらも、そこに何人かの経験者たちが現れ、「自分でもびっくりするほど、ツヤツヤで色白になりました。周囲の皆さんからも、そう言われるんです」という常套句《じょうとうく》を繰り返されると、「もしかして本当なのかもしれない」と思ってしまう人も少なからず出て来るのではないでしょうか。

事は美容サプリメントだけにとどまりません。あるお茶の広告には、まことしやかなグラフが付けられていて、「これを飲めば、だれでも血圧が下がる」かのように思えてしまいます。血圧高めの諸氏は「よし飲んでみよう」と思ってしまいますよね。

私は、これらのサプリメントやお茶に「効果などない」と言っているわけではなく、「効果はわからない」と申し上げたいのです。「もしかしたら、あるかもしれないし、ないかもしれない」のです。これらの商品に共通していることは、効果があると言えるに足りる科学的エビデンスが不足しているということです。

美白サプリにしろ使った人の個人的な感想だけで判断されてしまいます。つまり、比較対照データがないのです。新型コロナウイルスに関する薬剤にしても同様で、比較対照データがないので、効果があったという報告でしか判断ができません。使った人が、本当にそのサプリメントを飲んで、ツヤツヤ肌を手に入れたのか、それとも、たまたま疲れがたまっていて肌も疲れていたが、寝不足が解消されたことで肌つやがよくなったのか、わからないのです。あるいは、サプリメントと同時に特殊なマッサージも行っていて、その効果だったかも知れません。

本当は、この特殊マッサージが功を奏しただけなのに、サプリXに美白効果があったと見せかけることがあるのです。この場合、効果を上げた特殊マッサージを「交絡因子《こうらくいんし》」と呼びます。交絡因子は、「ファクターX」とも呼ばれ（日本人の感染者数と死亡者数が少ない因子とは違います）、本当に因果関係（この場合はサプリXを飲むと美白になるという関連性）がなくても、見せかけ上、因果関係があるように見えてしまう、厄介者なのです。

また、お茶に関しては、飲んだグループと飲まないグループの血圧の差が不明瞭です。対象にした人数が少なく、観察した期間も短いため、偶然の結果だっただけかも知れません。人数が少ない、観察期間が短いなど、十全《じゅうぜん》とは言えない研究方法では、結果が偶然に左右されやすいのです。これは、ギャンブルにおける「ビギナーズ・ラック」という言葉からもわかります。たまたま最初だけツキがあって上手く行ったけれど、何度も繰り返すと、本当にその人にギャンブルの才能があるのか否か、明らかになってきます（多くの場合そうでないため、ラックというのですが）。

新型コロナのワクチン開発が難しい理由

ワクチンや薬剤の効果に関しても、お茶やサプリXと同様のことが言えます。前述の抗ウイルス剤に関しては、少ない症例に使用した結果のため、本当に効果があったのか否かがはっきりしません。また、比較対照するデータもないので、次に同じことを行っても、違う結果が出る可能性もあります。

そこで必要なのが、これまでも述べてきたRCT（ランダム化比較試験）という方法です。RCTとは、無作為に薬剤を与える群と与えない群に分けて、ある一定期間追跡を行う疫学手法です。無作為とは、コイントスで、表がでたら薬を与える、裏が出たら与えない、というように、研究を行う人の作為がおよばないように、グループ分けをすることです。

どうして無作為が必要かというと、もし、どうしても新薬を発売したいと思った場合、薬を与える群に、あまり重症でない人たちを選んでしまうかもしれないからです。重症でなければ、薬を与えなかったとしても治る確率が高くなります。こうしたグループ分けが作為的に行われないまでも、人の潜在心理から、そうなってしまうこともあります。

また、研究を行う側だけでなく、研究に参加する被検者にも、どちらのグループに入っているか、最後までわからないようにする必要があります。もし、自分たちがどちらのグループに入るかわかってしまうと、一般的に薬剤を使用するグループの人が、より健康意識が高く、ベースの健康度が高い可能性が高くなるからです。あるエクササイズの効果を確かめたいため、被検者を募ると、あまり運動が好きでない人は集まらないのと同じです。

話を新型コロナウイルスに関する薬剤に戻しましょう。

今までのところ、ロピナビル／リトナビルに関しては、武漢市の一施設でRCT（非盲《ひもう》検《けん》試験：患者がどの治療を受けているのかを研究者が把握している試験）が行われ、薬剤を与えた群99名と、与えなかった群100名の症状改善、28日目の死亡率にも差がなく、新型コロナウイルスに対しての効果は認められませんでした。

この他、抗インフルエンザ薬であるアルビドール（商品名アビガン）についても中国でRCTが行われ、回復割合に関する有効性は認められていません。また、エボラ出血熱に対する薬剤として開発されているレムデシビルについても、有効性は認められていません（第2章）。

このように、新型コロナウイルスの重症化や死亡率を低下させると期待されている薬剤に関して、これといったものは開発されていないのが現状です。ワクチンも薬剤の一つですが、感染の予防効果あるいは重症化を防ぐという予防目的であるため、ウイルスを殺すといった薬剤と比して、多方面で時間をかけたアプローチが必要になります。ワクチン開発が難しいといわれる所以《ゆえん》はここにあります。

新型コロナウイルスのワクチン開発の難しさは、このウイルスの特性にもあります。新型コロナウイルスは、現在まである6種類のコロナウイルスのなかのひとつ、SARSウイルスと遺伝子が似通っています。それで、「SARS-CoV2」と名付けられた経緯があります。

人獣共通感染症という言葉の示すとおり、新型コロナウイルスはもともとヒト以外の感染症であり、コウモリやヘビなどを介してヒトに感染したといわれています。

その他、ウシ、ウマ、イヌ、ネコ、ニワトリ、ブタに感染するコロナウイルスも存在し、ウシ、ブタ、イヌ、ニワトリにはワクチンがあり、使用されています。これらは動物ごとに種類の異なるコロナウイルスであり、症状も違います。

例えば、ブタには胃腸症状を引き起こすウイルスと呼吸器症状を引き起こすものがあり、胃腸症状のなかでも豚伝染性胃腸炎と豚流行性下痢という2種類があるとされ、それぞれの疾患で異なるワクチンが用いられます。

しかし、呼吸器症状を引き起こすウイルスに関して、現状では有効なワクチンはありません。このことから、コロナウイルスが変異しやすいウイルスなのではないか、という指摘があるのです。

抗体とは何か

そうした中、北里大学獣医学部名誉教授の宝達《ほうだつ》勉氏が、興味深い指摘をしています。ネコには猫伝染性腹膜炎（ＦＩＰ）という極めて致死性の高い疾患があり、これを乗り切ったネコたちから、ＦＩＰに対する抗体とともに、細胞性免疫が強く誘導されているとの報告です。

専門的な話になりますが、免疫には、抗体という物質が関与する「液性免疫」と、抗体が関与しない「細胞性免疫」の２つがあります。液性免疫に関与する細胞は、抗体産生能力があるＢリンパ球が主ですが、細胞性免疫は、抗体を産生しないＴリンパ球や、マクロファージ（白血球の一種）と呼ばれる細胞が、直接ウイルスなどの病原体や異物を攻撃します。

液性免疫と細胞性免疫のどちらが主導権を握るかは、その病原体によるのです。新型コロナウイルスでは、このどちらが優位性をもつのかいまだにはっきりしていないのが実情です。しかし、回復した人には抗体（IgM、IgG＝どちらも抗体を形成する免疫グロブリンの一種）ができることが確認されていて、少なくとも液性免疫の関与があることは確からしいのです（第2章）。

抗体とは、生物にウイルスが入ってきたときに、その毒となる抗原に付着して、敵がいることを示すマーカーの役割を果たします。抗体は、感染の初期には抗原全部を取り囲むほどの数にはなりませんが、時に全部を取り囲める量の抗体ができるのです。これを中和抗体と呼んでいます。つまり、生体が自然につくるワクチンのことです。ところが、いつも中和抗体ができるとは限らないため、人工的なワクチンが必要になります。

抗体は本来、免疫系の一部として、その生体を防御する役目を担《にな》っています。しかし、時として、生体に対し悪さをすることがあるのです。その一つに抗体介在性感染増強（ADE）と呼ばれる現象があります。抗体は抗原に結合し、マーカーにはなれますが、自分で抗原を死滅させることはできないのです。「ここに毒があるので退治してください」という印になり、抗原を死滅させる能力を有するマクロファージ、リンパ球などを呼ぶことができるのです。

抗体はリンパ球などと結合することによって、攻撃能力を持つ細胞に抗原を攻撃させます。ところが、ＡＤＥ（抗体依存性感染増強）と呼ばれる現象は、この抗体が本来の役割とは違う仕事をしてしまう現象です。つまり、味方である好中球《こうちゅうきゅう》（細菌を殺す役割を主に担う白血球）等に意図的に結合し、ウイルスに感染させ、その細胞の機能を失わせてしまうのです。このような悪さをされると、生体の免疫機能が低下してしまいます。

こうした現象は、ＨＩＶ／ＡＩＤＳでもおこることがわかっています。ＨＩＶ／ＡＩＤＳワクチン開発が難しい原因に、ＡＤＥ現象があると言われます。従来のＳＡＲＳウイルスでもＡＤＥ現象が報告されていますが、新型コロナウイルスでもおこるかどうか、今現在、不明です。

抗体ができない若い世代

新型コロナウイルスに感染して治癒した人には、抗体（ＩｇＭ、ＩｇＧ）ができることが観察されていますが、40歳以下の若い世代では、抗体ができない、あるいは、できても消えてしまうことが多いと言われています。若年層は、ウイルスと戦う際に、別のメカニズムを使っている可能性があるというわけです。とすれば、前述した細胞性免疫の関与があるのではないかと言われていたのです。この仮説に関しては、スウェーデンのカロリンスカ大学病院の研究により、新型コロナウイルスの細胞性免疫の関与が大きいことが明らかにされました。

新型コロナウイルス対策に関わる多くの研究者は、感染症の専門家であり、医療者です。ワクチン開発においては、ヒト以外の様々な分野の研究者が関与して、超マッハのスピードで進められています。特に、獣医学の力は極めて大きく、日本でより積極的な関与が求められるべきだと私は思います。

データ隠蔽《いんぺい》疑惑など、あまりよいことを言われてない中国ですが、中国のデータ解析能力は目覚ましく、ワクチンなどの基礎分野における開発能力も進んでいます。通常なら10年以上かかるといわれていたワクチン開発ですが、2009年に流行した新型インフルエンザ以来、各国ともワクチン開発に、しのぎを削っています。その結果、過去に類をみない超スピードで、新型コロナウイルスに対して有効性をもつワクチンが開発されているのです。科学の進歩とともに、各国の基礎研究にかけるお金と熱意のたまもの以外の何物でもありません。

このように、ワクチン開発は決して簡単なものではなく、様々な分野の研究者の力を必要とします。そのなかで、日本が果たすべき役割は大きいと思います。日本は今こそＥＢＭ（Evidence-Based Medicine）に立脚する必要があります。

ＥＢＭの根幹は的確なデータ収集と解析に基づき、因果関係を証明することにほかなりません。因果関係とは、Ａ（介入）→Ｂ（結果）、つまり、ＡをしたからＢになったという因果律を指しますが、実際、これを証明するのは簡単ではないことは、前述した通りです。

ワクチン接種の決断

ここでサプリメントＸの話に戻ります。あるサプリメントを使用した結果、肌がツヤツヤになったと証明することがいかに難しいか、すでに説明しました。数人だけから効果を確かめるのではなく、集団でなければなりません。なぜかといえば、そのサプリメントがある特定の人だけに効いても、集団としての効果がないと商品にはならないからです。これがＥＢＭの基本概念のひとつです。

ワクチンの効果判定も同様で、Ａというワクチンを打ったから重症化する人が少なくなった、あるいは死亡率が低下したという事実を、データに基づいて確かめなければなりません。この効果判定がいい加減だと、打っても打たなくてもよいワクチンが市場に出回ることになります。効果が曖昧《あいまい》なワクチンを打っても、当然、重症化も、死亡率も低減させられません。

また、費用対効果という言葉をよく耳にします。効果がいい加減だと、費用対効果の評価も机上の空論になり、全く信用できないことになります。ワクチンは国策として取り入れるものなので、国家財政にも影響を与えるのです。つまり、効果のはっきりしないワクチンの導入は、医療のみならず国家にとっても大きな負担になるだけなのです。

多くのワクチンは安全性が高いのですが、副反応や、有害事象という健康被害の可能性もあり、中長期的に観察してゆく必要があります。この評価も、データに基づいた信頼性の高いものでなければなりません。

ある食品に対してアレルギーを持つ人が存在するように、ワクチンにおいてもある一定程度の副反応は想定されます。ワクチンを接種して短い期間に起こる反応がこれで、アナフィラキシーという重篤《じゅうとく》な例もあります。これもどの程度起こるかという観察が必要です。副反応の頻度が高ければ、一度認可して接種し始めたワクチンであっても、中止しなければなりませんばならなくなります。それが、ワクチン接種をやめる程度のものなのか、ある特定の人たちには注意喚起して継続できるものなのかも、信頼できるデータ収集と解析を行わない限り全容は見えてきません。

もし、あるワクチンで、有害事象発生確率は一定程度あるけれども、打たないと国民の相当数の命が危険にさらされるという場合はワクチン接種を続行する、という決断を国が下さなくてはならないのです。

危機管理ワクチン

「危機管理ワクチン」という言葉もあるように、感染症に対するワクチン開発は、国防にも関わる重要案件です。それゆえ、新しい感染症に対するワクチン開発は極めて重要な課題です。しかしながら、日本はこうした認識が希薄で、ワクチン開発などの基礎研究には大きく後《おく》れをとっています。

そうした中、イタリアがファイザーとアストロゼネカの新型コロナウイルスワクチンの供給が十分に行われないとして、法的措置をとるとしています（2021年1月28日イタリア、ファイザーとアストラゼネカのワクチン供給削減をめぐり提訴の方針—Sputnik 日本

〈sputniknews.com〉)。

ワクチンの供給に関して日本では坂井学内閣官房副長官と、河野太郎ワクチン担当大臣との齟齬《そご》が伝えられました。坂井副長官の、「ワクチンは6月確保の見込み」との発言に対して河野大臣が、「確保を〝目指す〟」としたためです。

ワクチン接種については、今の段階では「全国民に」と約束しなくてもいいのではないかと思います。そうした意味では、河野大臣の発言は適確だったと思います。

新型コロナウイルスによる若年層の重症化・死亡リスクの低さを踏まえますと、若年層がワクチンを接種した場合のメリットとデメリットのどちらが大きいかは決めかねるところがあり、感染症の専門家以外の医療関係者、統計家を交えた慎重な検討が必要なように思います。

一方、高齢者へのワクチン接種は、重症化率が高いので行う必要があります。まずは65歳以上、次は40歳以上と優先順位をつけて接種するのがよいと考えます。

イスラエルでは世界最速で新型コロナウイルスワクチンの接種が行われています。イスラエルはワクチン供給側に2倍のお金を払ってワクチン供給を確実なものとしているとの報道がありますが、もっとも重要な点は、データをワクチン供給側に提供していることにあります。

ワクチンを接種した人のデータは、ワクチン供給者側にとって、のどから手が出るほど欲しいものです。どのようにワクチン接種が行われたのか、スムーズに行われたのか、行われなかったとしたらどんな問題があったのか。また、軽微な副反応や接種を中止しなければならない有害事象の頻度はどの程度なのか、どういう人たちにそれらの事象がおこりやすいのか、接種してどの程度の期間でおこりやすいのかなどは、今回の新型コロナウイルスワクチンを世界展開するうえでも、新しいワクチンを開発するうえでも、極めて貴重なデータです。

イスラエルはこれらの詳細なデータ提供を担保に、ワクチン供給を安定化させるものと思われます。日本はこれらのデータ取得に関しても極めて脆弱《ぜいじゃく》な状況にあります。その元は後述するパブリックヘルスの概念欠如にあります。言い換えれば、今の日本は、国防ともいえる危機管理ワクチンの開発も立ち遅れているとともに、国民を守るためのワクチン供給に対する最大のインセンティヴであるデータ取得もままならないということになります。

かつてアメリカは、天然痘バイオテロの脅威に備えて全国民分の天然痘ワクチンの備蓄をし、実際の接種を始めました。副反応の多さから途中で頓挫《とんざ》しましたが、そのきっかけを作ったのは日本でおきた世界で初めてのバイオテロの脅威でした。第5章でも述べたように、オウム真理教が、家庭のキッチンで、かつ感染症の専門家もいない中で、ボツリヌス菌などの生物兵器をつくり、実行するまでに至ったことは、世界を震撼《しんかん》させました。バイオセキュリティという言葉は、生物テロの危険性を示すこととして生まれましたが、その発端となった日本の認識はあまりにも甘いと言わざるを得ません。

日本は感染率が低いから、新型コロナウイルスワクチンは必要ないといった意見も聞かれますが、私は、ワクチン接種を行うことは極めて重要な危機管理だと思います。その際の優先順位のつけかた、どれだけの有害事象が発生したら接種を中止するかなどは、今後、日本を襲う新たな感染症の脅威と立ち向かうために、やるべきことだと考えます。

現代は、未知の感染症に立ち向かわなければならない時代です。それは、検疫法ができた昭和中期と違い、グローバリゼーションの結果として人の動きが大きく、また多様性に富んでいるからです。世界のどこかで発生した感染症が、瞬時に日本に入ってくる可能性があります。このような時代だからこそ、ワクチン開発は極めて重要です。サプリメントの例でも書いたように、2、3人に効果がありそうだから導入したというのでは、科学的根拠をもちません。しかし、残念なことに、日本はいまだにこうした状況に近いのです。それは、医療において臨床医学があまりに大きなウェートを占めているからだと思います。現場の医師が患者を前にした場合、その患者の治療に専心します。それが臨床医学というものなのです。

パブリックヘルス

一方、パブリックヘルスという概念があります。日本では「公衆衛生学」と訳されることが多いのですが、公衆衛生という狭義の概念とは違います。すなわち、医療だけでなく免疫学、獣医学などの基礎医学や、社会経済的分野を含めて医療保健を扱う概念です。

今回の新型コロナウイルスでいえば、どんな人が重症化しやすいかを見つけて、危険な集団に予防や治療などを重点的に行うことが、パブリックヘルスの担うところです。その結果、医療だけでなく、社会的・経済的なダメージを最小限に抑えることが可能となるのです。

このパブリックヘルスの立場から考えると、若い世代のなかでも稀《まれ》に重症化する人がいても、それが確率として低ければ、さほど重要視はしません。一方、臨床医学では、若い人も重症化すれば一人の患者なので、その治療に専念するという違いがあります。対象を個人におくか、集団すなわちマスに重きをおくかで、対応は違ってきます。

報道番組で、「若い人でも死亡することがある。だから新型コロナウイルスは若年層にも危険だ」という声を頻繁に聞きますが、これは臨床医学においては正しいことです。しかし、パブリックヘルスでは、「若い人でも死亡することはある。しかし確率は低い。それよりも、重症化や死亡率が高い高齢者に重点をおくことが必要」という見方になるのです。

また、さらに言えば、「新型コロナウイルスでの死亡者より、他の疾患での死亡者数が明らかに多く、また、新型コロナウイルスによる直接的な死亡ではなく、この感染症による、倒産、失業などによって派生する自殺の影響がより大きい。それゆえ、新型コロナウイルス感染者数を減らすことも重要だが、それ以外の疾患のインパクトも考えて国として対応することが必要」ということになります。

個人ではなく、マスとして考える必要があるという基本的な考え方に立つと、ワクチンはパブリックヘルスの最も代表的なツールであるといえます。なぜなら、副反応という有害事象は一定程度あったとしても、予防効果がそれを上回る場合に、集団に導入するものだからです。では、その効果はどこから得るのかといえば、前述の適切に収集し解析した大規模データからしか得られないことになります。すなわち、ＥＢＭに根差したものなのです。

ワクチンギャップ

日本には「ワクチンギャップ」という言葉があります。それは、欧米諸国に比べ、ワクチン政策が立ち遅れ、必要なワクチンが導入されていないということです。小児科医やワクチンの重要性を訴える人たちの努力によって、そのギャップは徐々に埋まりつつありますが、複数の疾患に対するワクチン導入などの立ち遅れは、今も存在しています（次ページの【図22】）。

２００８年のヒブワクチンの承認以降、日本は多くのワクチンを承認し、大幅にワクチンギャップを解消しつつあります。しかし、９価（価数は、ワクチンに含まれるウイルスの種類を表す）の新しいワクチンに関しては、欧米から遅れて承認する傾向が続いています。混合ワクチンにおいては欧米がすでに６種混合のワクチンを承認しているにも関わらず、日本では４価の混合ワクチン承認に留まっているのが現状です。このことは、同じ種類数のワクチンを接種するために、日本の子供たちの方が欧米に比べて、より多い回数の接種

図22　日本と欧米とのワクチン導入比較

	日　本	米　国	E　U
1985	B型肝炎(EUは1981年、米国は1982年)	—	—
1986	—	—	MMR(3種混合)
1987	水痘(生)	Hib(ポリリボシルリビトール燐酸:PRP)、不活化ポリオ(wIPV)	遺伝子組み換えB型肝炎、肺炎球菌、Hib(破傷風トキソイド結合体)
1988	肺炎球菌(米国は1977)、遺伝子組み換えB型肝炎、MMR(3種混合)(米国は1971)	—	腸チフス、不活化ポリオ(IPV)
1989	—	遺伝子組み換え型B型肝炎	DT-wIPV(3種混合)
1990	—	Hib(髄膜炎菌C群外膜タンパク結合体)	—
1991	—	aP(無細胞百日咳)(日本から導入、日本は1981)	—
1992	—	DTaP(3種混合)、日本脳炎(日本から導入、日本は1976)	Hib(乾燥ヘモフィルスb型[破傷風トキソイド結合体])、DTaP(3種混合)、不活化A型肝炎
1993	—	DTaP-Hib(乾燥ヘモフィルスb型[破傷風トキソイド結合体])	水痘(生)(日本からの技術導入)、DTaP-Hib(4種混合)、DTaP-wIPV-Hib(5種混合)
1994	—	ペスト	—
1995	不活化A型肝炎	水痘(生)(日本からの技術導入)、不活化A型肝炎	—
1996	—	Hib-B型肝炎(2種混合)	—
1997	—	—	DTaP-wIPV-Hib(5種混合)A型-B型肝炎(2種混合)
1998	—	—	DTaP-wIPV(4種混合)
1999	—	—	DTaP-wIPV-Hib-HB(6種混合)、肺炎球菌(7価、コンジュゲート)(小児用)
2000	—	肺炎球菌(7価、コンジュゲート)(小児用)	—
2001	—	A型-B型肝炎(2種混合)	—
2002	—	DTaP-wIPV-B型肝炎(5種混合)	Typ-HA(2種混合)
2003	—	経鼻インフルエンザ(生)DPT(成人用)	—
2004	—	—	—

2005	MR(2種混合)	MMR-水痘(4種混合) 髄膜炎菌(4価)(成人用)	髄膜炎菌(4価)(成人用)
2006	肺炎球菌(抗原・製法変更)	ロタウイルス HPV(6、11、16、18型コンジュゲート) 帯状疱疹(生)(60才以上)	MMR-水痘(4種混合) ロタウイルス HPV(6、11、16、18型コンジュゲート) 帯状疱疹(生)(60才以上)
2007	H5N1インフルエンザ〈承認〉	H5N1インフルエンザ〈承認〉 髄膜炎菌(小児用)	H5N1インフルエンザ〈承認〉
2008	Hib(乾燥ヘモフィルスb型[破傷風トキソイド結合体])	DTaP-wIPV-Hib(5種混合) DTaP-wIPV(4種混合)	—
2009	細胞培養日本脳炎 HPV(2価)	新型インフルエンザA	新型インフルエンザA 沈降10価肺炎球菌結合型ワクチン
2010	肺炎球菌(7価、コンジュゲート)(小児用)	—	—
2011	HPV(4価) ロタウイルス(1価)	肺炎球菌(13価)成人用	—
2012	ロタウイルス(5価) 不活化ポリオ(ソーク株) 沈降精製DTP-IPV(セービン株)	髄膜炎およびHibワクチン	髄膜炎菌(4価)
2013	肺炎球菌(13価)	—	B群髄膜炎菌ワクチン
2014	髄膜炎菌(4価)(成人用) 沈降精製DTP-IPV(ソーク株)	HPV(9価) B群髄膜炎菌ワクチン	—
2015	沈降10価肺炎球菌結合型ワクチン	—	HPV(9価)
2016	沈降ヘモフィルスb型ワクチン(無毒性変異ジフテリア毒素結合体) 乾燥弱毒生水痘ワクチン(成人の帯状疱疹)	コレラワクチン(経口生ワクチン)	—
2017	—	乾燥組み換え帯状疱疹ワクチン	DTaP-IPV-B型肝炎-Hib(6種混合)
2018	乾燥組み換え帯状疱疹ワクチン	DTaP-IPV-B型肝炎-Hib(6種混合)	デング熱ワクチン 乾燥組み換え帯状疱疹ワクチン
2019	乾燥組織培養不活化狂犬病ワクチン	エボラウイルス感染症ワクチン デング熱ワクチン	エボラウイルス感染症ワクチン
2020	HPV(9価)	ニューカッスル病(ND)ワクチン	ニューカッスル病(ND)ワクチン

を受けなければならないことを意味します。

なぜ日本にワクチンギャップが存在するかと言えば、「ワクチンの重要性を国が認識していないから」という貧相《ひんそう》な現実に尽きると思います。そこではパブリックヘルス概念の理解が欠如しており、そのためＥＢＭも進んでいかないのが現状です。事実、新型コロナウイルスへの日本の対応は、動いている部会は厚生科学審議会感染症部会のみで、予防接種やワクチンの分科会や部会は、新型コロナ関連では全く動いていないという現実からもうかがえます。

海外の製薬会社が、しのぎを削ってワクチン開発を進めるなか、日本企業の独自の開発は、企業規模からしても極めて難しい状況にあるといえます。不必要なワクチンを導入する必要はありませんが、ワクチン開発を国防と位置づけ、活性化を図るべきと切に願っています。また、新たなワクチン開発だけでなく、既存のワクチンに対する効果判定を行い、効果があれば、積極的に導入していくことも必要です。

ＢＣＧは新型コロナに有効か

例えば、既存のワクチンであり、もともとは結核予防のワクチンとして使用されてきた

BCGが新型コロナウイルスの予防ワクチンとして有効であるという議論があるので、ここで紹介します。

BCGは元々、結核を予防するためのワクチンとして、日本をはじめ各国で広く使用されています。

それがこのところ、新型コロナウイルスの発症や重症化を防いでいるのではないか、という議論がインターネット上などでなされているのです。東北大学の大隅典子《おおすみのりこ》教授がネット上で、その解説をしています。概要は以下の通りです。

「BCGワクチンが新型コロナウイルスの発症や重症化を防いでいるのではないか。それを支持する事実として次のことが挙げられる。

- ドイツでは旧西ドイツに比べてBCGを長く使用していた旧東ドイツの方に感染者が少ない。旧東ドイツではソ連株を使っていた。
- スペインでは感染が進んでいるが、隣のポルトガルではあまり進んでいない。スペインではBCGを1981年に廃止しているが、ポルトガルでは継続している。
- イランでは感染が進んでいるが、隣のイラクではあまり進んでいない。イランは地元の

ＢＣＧ株を使っているが、イラクは日本株を使っている」

また、ＢＣＧを巡る研究状況などを以下に記します。

●研究状況

オランダ、ドイツ、オーストリアでＢＣＧワクチンの新型コロナウイルスに対する効果についてＲＣＴ（ランダム化比較試験）による検証が進行中である。ワクチンの効果判定はＲＣＴでないと信頼性が得られない。

●欧州疾病予防管理センターの分析

欧州疾病予防管理センター（ＥＣＤＣ：European Centre for Disease Prevention and Control）のホームページに掲載された3分類に基づいて、3分類を比較した。ヨーロッパではＢＣＧワクチンを推奨していない国々のほうが全体としては感染者数も死亡者数も多い。ただ、各国の政策が相当入り組んでおり、ＢＣＧを一定の年までは行っていた、国内の地域によっては行っていた、使っている株が異なるなど、検証が難しい。最近、査読前の論文（preprint）で新型コロナウイルスとＢＣＧの相関を示す研究が出されたが、ＲＣＴの結果を待つしかない。

●大類《おおるい》孝東北医科薬科大学医学部教授らの「ＢＣＧワクチン療法による高齢者肺炎の予防法の確立」の科研費報告

「高齢者介護施設に入所中のＡＤＬ（日常生活動作）の低下した１５５名の高齢者を対象とし、ツベルクリン反応を施行し陽性群及び陰性群に分け、さらに陰性群を無作為にＢＣＧ接種群及び非接種群に割り付けをした。そして、ＢＣＧ接種４週間後に再びツベルクリン反応を施行した。ツベルクリン反応は、結核菌に感染しているかどうかを調べる検査である。陽性者を陽転群とし、その後2年間にわたり各群における肺炎の発症率を前向きに追跡調査した。その結果、ツベルクリン反応陰性群では44名中19名（42％）に、陽転群では41名中6名（15％）に、ツベルクリン反陽性群では67名中9名（13％）に新たな肺炎の発症が確認され、ツベルクリン反応陽転群では陰性群に比して肺炎の発症率が有意に抑制された（p＝0・03）。

以上の結果より、ＢＣＧ接種は細胞性免疫の低下した寝たきり高齢者において、肺炎発症の予防効果を有する事が明らかにされた」

ジャパンワクチンの可能性

ＢＣＧに関しては、新型コロナウイルスが現れる前に、ウイルス性肺炎に対する予防効果があるかもしれないと言われてきました（https://www.sciencedirect.com/science/article/pii/S0092867420311399）。この議論は日本でもされています。日本で肺炎は死因の第４位ですが、その90％が65歳以上の高齢者です。ＢＣＧは細胞の免疫能力をアップさせると期待されているので、肺炎の予防になるのではないかと言われています（https://www.jstage.jst.go.jp/article/geriatrics1964/42/1/42_1_34/_article/-char/ja/）。

一方で、スウェーデンの研究で、幼児期のＢＣＧの摂取の有無は新型コロナウイルスの感染や入院と関係なかったというものがあります（https://academic.oup.com/cid/advance-article/doi/10.1093/cid/ciaa1223/5896039?searchresult=1）。

これらの研究を基礎に、コロナに限定せず、高齢者へのＢＣＧの摂取が呼吸器疾患の予防につながるかを検証するのは日本が率先して行うべき研究であると思います。ＢＣＧには、多くの種類（株）がありますが、その中で新型コロナウイルスへの予防効果が期待されているのは東京株なのです。ジャパンワクチンの可能性を、自国で検証するのは当然であると思いますし、もし有効性が示されたなら、国内だけでなく大きな世界貢献となるのです。しかし実際には倫理委員会などの議論を待たねばならず、研究が本格的に始まるまでに相当の時間がかかりそうです。結局、海外で行われているBCGのRCTの結果を待つほかになさそうな気配です。

繰り返すようですが、とどのつまり、日本がパブリックヘルスの重要性にあまり重きをおいていないということにほかなりません。菅政権においては、なんとか他の先進国並みに、疫学調査が行えるようにしていただきたいと願うばかりです。

あとがき

以下は、スウェーデンの救急専門医、セバスティアン・ラシュワース医師の承諾を得て和訳したものです。２０２０年11月に書かれた論文で、今後の新型コロナウイルス対策を検証する上で極めて重要なものと考えています。

＊

はじめにお断りしておきますが、本稿は、スウェーデン国民でありストックホルムにある大病院の救急病棟で勤務している医師である私の経験に基づいて書かれており、科学的裏付けに基づくものではなく事例報告と言うべきものです。多くの人々に知られているように、スウェーデンは新型コロナウイルスの流行に対しておそらくは世界でも最も緩やかな対策を行ってきました。他の国と違い完全なロックダウンを行いませんでした。不要不急でない商業活動も営業を継続し、人々は以前と同じようにレストランやカフェに行っていました。子供たちは通常どおり登校し、公共の場でマスクをする人もほとんどいませんでした。

（２０２０年）３月中旬、新型コロナウイルスはストックホルムを嵐のように襲いました。ある日私はいつものように救急外来で、虫垂炎や腎結石の患者を診ていました。翌日にはそれら通常の患者はいなくなり、病院を訪れる全ての患者は新型コロナウイルスの感染者によって占められるようになりました。どんな疾患でやってくる患者も、検査するとすべて新型コロナウイルス陽性でした。鼻血で受診する人も新型コロナウイルス陽性でしたし、胃痛で訪れる患者もそうでした。

その数か月後、すべての新型コロナウイルスの患者は消えてしまいました。新型コロナウイルスの流行が始まってから４カ月が経ちますが、この１カ月間に１人の新型コロナウイルス患者も診ませんでした。ある患者が咳《せき》や熱があるので検査をしてもいつも陰性です。感染が最も多かった３カ月前は、人口１０００万人のスウェーデンで、１日１００人もの人々が新型コロナウイルスで亡くなりました。ところが今は新型コロナウイルスの死亡者数は国全体で毎日５人程度であり、引き続き減少傾向にあります。新型コロナウイルスに感染して死亡する人々において、感染から死亡までの時間は概ね3週間ありますが、このことを踏まえると、今はスウェーデン国内に新型コロナウイルスの感染者はほとんどいないことになります。もし、感染者の0・5パーセントが死亡する（これは実際より高くみつもっていることは後で述べますが）としたら、3週間前には毎日1万人中1人が感染していたことになりますが、これは極めて小さい数字です。

人口1000万人のスウェーデンにおいて新型コロナウイルスで亡くなったのは6000人未満でした。この国の毎年の死亡者数は約10万人です。新型コロナウイルスで死亡した人々の70％が80歳以上だったことを踏まえると、6000人の死亡者のうちかなりの人々が今年中に別の原因で亡くなったことでしょう。このことは、死亡原因という観点から新型コロナウイルスはとても小さいことを意味します。

以上の理由により、新型コロナウイルスを他の主要なパンデミックと比較すること、例えば1918年のスペイン風邪と比較することには無理があります。1918年のスペイン風邪では、何千万人もの死亡者が出ました。新型コロナウイルスの死亡者数がスペイン風邪の死亡者数に近づくことはないでしょう。それにも関わらず、多くの国では新型コロナウイルスに対応するために、経済活動を全面的に停止し、子供たちが学校に行くことを止めて、多くの人々が仕事を失うことになりました。

　メディアの主張によれば、抗体を獲得した人々は全体のごくわずかにすぎず、集団免疫が獲得されたわけではないとされています。それは本当でしょうか。もしも集団免疫が獲得されていないとしたら新型コロナウイルスの患者はこの国に今も多くいるはずですが、一体どこにいるのでしょうか。そしてなぜ感染率が劇的に下がっているのでしょうか。スウェーデンの大部分の人々が今では普通の暮らしを送っており、ソーシャルディスタンスもマスク着用もしていないことを踏まえると、感染率はもっと高くなっているはずです。

　感染状態を把握するために抗体検査を使うのは容易で安価だからです。実際には、ウイルスに対する防御反応の中心的な役割を担うのは抗体ではなく、T細胞です。しかし、T細胞を計測することは抗体を計測することより難しいので診療においてはT細胞の計測は行いません。新型コロナウイルスへの対応はもっぱらT細胞が担い、抗体ができなくても新型コロナウイルス感染症への免疫ができていることも十分にあり得ます。個人的には、これが実際に起こったことだと思っています。私の勤務する救急病棟の勤務者全員が抗体検査を受けましたが、陽性になったのはごくわずかでした。膨大な数の感染者と接触したにも関わらず、特にパンデミックの初期段階では感染がどの程度蔓延《まんえん》しているかもわからないままに誰も防護服なしで対応していたにも関わらず、このような結果だったのです。

感染してひどい症状になったり家族を失ったりした人々にとって新型コロナウイルスが恐ろしいものであることを私は否定しません。しかし、がんやインフルエンザやオピオイド乱用によって亡くなった人々の家族にとって、がん等が恐ろしいものであるのと変わりがありません。それにも関わらず、新型コロナウイルスに対する各国の対応は（スウェーデンを除いて）このウイルスのもたらす脅威の大きさに比べて、全くバランスを欠いたものになっています。

スウェーデンは一時しのぎの対策をすぐにやめることによって、短期間の間に感染の蔓延を終わらせました。いわば、バンドエイドをすぐにはがしました。その一方で、世界の他の国々は時間をかけてゆっくりとバンドエイドをはがそうとする道を選びました。この結果、スウェーデンの新型コロナウイルスの死亡率は現時点では世界でも最も高い国の一つになりました。しかし新型コロナウイルスの蔓延はスウェーデンでは収束しました。人々は通常の生活に戻り、ほとんど誰も感染しなくなっています。完全に社会・経済の諸活動を停止した国々は、活動を再開すると感染率が急上昇するでしょう。もしもこれが真実ならば、活動を停止する意味はありません。どの国々も結局は同じ数の死者を出すことになるからです。死亡者の総数を減らすために諸活動を停止することは、ワクチンが利用可能になるまで停止し続ける意志がある場合にのみ意味があります。それには何年もかかるかもしれません。どの国もそんなに長く待てないでしょう。

新型コロナウイルスによるスウェーデンの死亡者数は現在のところ6000人未満です。7000人を超えることはまずないでしょう。スウェーデンでは、インフルエンザの流行年では、インフルエンザで年平均700人が死亡しています。このことは、新型コロナウイルスがインフルエンザより10倍ひどいことを意味するのでしょうか？ そんなことはありません。インフルエンザは何世紀にもわたって存在しているのに対して、新型コロナウイルスはまったく新しいものです。平均的にはインフルエンザに対しては、ほとんどの人は以前に類似のインフルエンザに感染したことがあるか、ワクチンを接種しているため、すでにある程度の免疫力を持っています。したがって、実際のところ、新型コロナウイルスの致死率はインフルエンザと同じかわずかに高いだけである可能性が非常に高く、これまでの違いの全ては、このパンデミックの登場時において免疫を持っている人がいなかったためです。

この結論は、スウェーデンの死亡者数を理解するのに役立ちます。ソーシャルディスタンスがもはやほとんど維持されていないにも関わらず、活発な感染がほとんど起きていない水準にまでスウェーデンが達したとすれば、このことが意味するのは、少なくとも人口全体の50％（500万人）が既に感染しており免疫ができたということです。ウイルスの再生産数が2だと仮定するとこの数字は納得のいくものです。もしも感染者が5日間で2人にうつしていけば、最初の感染者がたった1人でも、わずか4カ月の間には、数百万人が感染することになります。もしも500万人のうち6000人だけが亡くなるとすれば、致死率は0・12％となり、昔からある通常のインフルエンザとほぼ同じになります。昔からインフルエンザのことは誰も恐れていないし、社会活動を停止したりしません。

＊

以上が、セバスティアン・ラシュワース医師の論文です。スウェーデンの公衆衛生庁は、2020年7月17日、「スウェーデンは集団免疫を獲得した」と発表しました。その後、冬になり、他の北半球上の国々と同様、スウェーデンでも感染者が増え、重症者も増えて医療がひっ迫した状況にあります。ですので、この発表は間違いであったと思います。しかし、スウェーデン政府はじめ、多くの国々や人々が、集団免疫を獲得した、という発表を正しいと思ったのではないでしょうか。

何度も述べてきたように、どの新型コロナウイルス対策が正しいかは、今はまだ何とも言えません。しかしながら、私は個人的に彼の意見に同意します。もちろん、新型コロナウイルスは、今後感染者が増え、流行がどの程度で収まるのかわかりませんが、少なくとも、今回の流行で新型コロナウイルスが地球上から消えてなくなるか、といえば、その可能性は極めて低いといえます。そうなれば、その度に一定の重症者が出て、死亡者も出るでしょう。

しかし、病気は新型コロナウイルスだけではありません。「新型コロナウイルスはただの風邪」という意見を耳にします。これは正しくもあり、正しくもないといえます。風邪には様々なウイルスが関与しており、肺炎も引き起こします。多くの人にとって「ただの風邪」であっても、特に高齢者においては、命取りになることも多いです。重症化した人たち、あるいは重症化しやすい素因を持っている人たちにとっては、怖い病気ということになります。

「（2020年）11月の自殺者数は1798人で、昨年比11％、女性は19％増加」という報道がありました。厚労省は、新型コロナウイルスの影響としています。また、加藤勝信官房長官は、厚生労働大臣であった2020年9月11日、7月からの自殺者数の増加を国会で報告しました。自粛政策によって、新型コロナウイルスの感染者数は抑えられたかもしれません。しかし、社会経済活動が抑えられたため、GDPは28・1％減という戦後初の数字でした。こうした状況は、今後何年もかかって克服しなければならず、10年以上の不況が続くと指摘する専門家もいます。日本の90％以上は中小企業ですから、2020年を何とか乗り越えたとしても、2021年以降の倒産は多くなり、それに伴う失業者も増加することと思います。心を病む人も多くなるでしょうし、自殺者は増加するでしょう。治安の悪化や、家庭内での虐待、DV（ドメスティック・バイオレンス）、孤独死や餓死も出てくるかもしれません。これらが数カ月にも満たない自粛によってもたらされた副産物です。

また、新型コロナウイルス感染を防ぐために、定期手術を半数以下に減らした病院もありました。定期手術とは、交通事故や急性心筋梗塞《しんきんこうそく》などで運ばれてきた緊急に必要なもの以外の手術ですが、例えばがんなどの手術も含まれます。ごく初期のがんであっても、時間を経過すると、がんのステージが上がり、生存率も低くなってきます。仮にステージ1のがんで、新型コロナウイルスのためにステージ2に上がり、5年生存確率が低くなり、もっと長く生きられたはずの人が若くしてなくなるという例も、今後調査していけば出てくる可能性があります。

ある病院では臓器移植の手術を停止したところもありました。臓器移植には免疫抑制剤を使用するため、殊更《ことさら》感染症には気をつける必要があります。しかしそれでも、臓器提供者がいながら、手術ができずに命を落とす例も出てくるでしょう。

このように、新型コロナウイルス以外の病気でなくなる人や、自殺、餓死などで、間接的な新型コロナウイルスの影響での死亡者数は、新型コロナウイルスによる直接死亡数を上回るという報告もあります。

新型コロナウイルス対策に関して、どの国が正しかったかは今現在わかりません。もしかしたら、どの国も正しくなかったかもしれません。スウェーデンに関しては、集団免疫ができたという公衆衛生庁の発表は正しくなかったとしても、春夏にかけて、緩い対策を行ったことは、間違いではなかったと思っています。もしかしたら、最終的に、人々の幸福度を考えた際に、スウェーデンという国はひとつの成功例だった、ということになるかもしれない、と個人的には思っています。

本書刊行に際し、素晴らしい推薦文を寄せてくださったビートたけし氏、飛鳥新社月刊『Hanada』編集長の花田紀凱氏、副編集長の沼尻裕兵氏、書籍編集部の工藤博海氏、編集協力をしてくださった大畑峰幸氏、産経新聞出版編集長の瀬尾友子氏、データ提供など縁の下の力持ちとなってくださった独立行政法人経済産業研究所上席研究員の関沢洋一氏、私の発信を支えてくださった多くの方々、2人の娘たちと家族、そして本書をお読みくださった読者の皆様にこの場をかりて厚く御礼申し上げます。

2021年1月　木村盛世

引用・参考文献

Baggett, T.P., *et al*., Prevalence of SARS-CoV-2 Infection in Residents of a Large Homeless Shelter in Boston. JAMA, 2020.

Bao, L., *et al*., Lack of Reinfection in Rhesus Macaques Infected with SARS-CoV-2. bioRxiv, 2020: p. 2020.03.13.990226.

Bi, Q., *et al*., Epidemiology and transmission of COVID-19 in 391 cases and 1286 of their close contacts in Shenzhen, China: a retrospective cohort study. The Lancet Infectious Diseases, 2020.

Britton, T., F. Ball, and P. Trapman, A mathematical model reveals the influence of population heterogeneity on herd immunity to SARS-CoV-2. Science, 2020: p. eabc6810.

Bundgaard,HB,,Bundgaards JS *et al*. Effectiveness of Adding a Mask Recommendation to Other Public Health Measures to Prevent SARS-Cov-2 in Danish Mask Wearers. Annals of Internal medicine. 2020

Chen, C., *et al*., Favipiravir versus Arbidol for COVID-19: A Randomized Clinical Trial. medRxiv, 2020: p. 2020.03.17.20037432.

Conarck, B., When to use ventilators in COVID-19 cases? Some Miami doctors rethink their approach, in Miami Herald. 15 April 2020.

Danis, K., *et al.*, Cluster of coronavirus disease 2019 (Covid-19) in the French Alps, 2020. Clinical Infectious Diseases, 2020.

Day, M., Covid-19: identifying and isolating asymptomatic people helped eliminate virus in Italian village. BMJ, 2020. 368: p. m1165.

Dickson, C., Doctors rethinking coronavirus: Are we using ventilators the wrong way?, in Yahoo News. April 8, 2020.

Dong, Y., *et al.*, Epidemiology of COVID-19 Among Children in China. Pediatrics, 2020: p. e20200702.

Emanuel, E.J., *et al.*, Fair Allocation of Scarce Medical Resources in the Time of Covid-19. New England Journal of Medicine, 2020.

Ferguson, N.M., *et al.*, Impact of non-pharmaceutical interventions (NPIs) to reduce COVID-19 mortality and healthcare demand. 16 March 2020

Foggo, D., K. Rushton, and S. Barnes, Science clash: Imperial vs Oxford, and the sex smear that created rival Covid-19 studies in The Telegraph. 4 April 2020.

Gudbjartsson, D.F., *et al.*, Spread of SARS-CoV-2 in the Icelandic Population. New England Journal of Medicine, 2020.

Guidet, B., *et al.*, Effect of Systematic Intensive Care Unit Triage on Long-term Mortality Among Critically Ill Elderly Patients in France: A Randomized Clinical Trial. JAMA, 2017. 318 (15) : p. 1450-1459.

Guo, Z.D., *et al.*, Aerosol and Surface Distribution of Severe Acute Respiratory Syndrome Coronavirus 2 in Hospital Wards, Wuhan, China, 2020. Emerg Infect Dis, 2020. 26 (7).

Hatchett, R.J., C.E. Mecher, and M. Lipsitch, Public health interventions and epidemic intensity during the 1918 influenza pandemic. Proc Natl Acad Sci U S A, 2007. 104 (18) : p. 7582-7.

He, X., *et al.*, Temporal dynamics in viral shedding and transmissibility of COVID-19. Nature Medicine, 2020.

Holmes, E.A., *et al.*, Multidisciplinary research priorities for the COVID-19 pandemic: a call for action for mental health science. The Lancet Psychiatry, 2020.

Holmes, E.A., *et al.*, Multidisciplinary research priorities for the COVID-19 pandemic: a call for action for mental health science. The Lancet Psychiatry, 2020.

Ioannidis, J.P.A., A fiasco in the making? As the coronavirus pandemic takes hold, we are making decisions without reliable data, in STAT. 17 March 2020.

Ioannidis, J.P.A., C. Axfors, and D.G. Contopoulos-Ioannidis, Population-level COVID-19 mortality risk for non-elderly individuals overall and for non-elderly individuals without underlying diseases in pandemic epicenters.

medRxiv, 2020: p. 2020.04.05.20054361.

Kissler, S.M., et al., Projecting the transmission dynamics of SARS-CoV-2 through the postpandemic period. Science, 2020: p. eabb5793.

Launey, Y., *et al.*, Risk factors of frailty and death or only frailty after intensive care in non-frail elderly patients: a prospective non-interventional study. J Intensive Care, 2019. 7: p. 48.

Lieberman, D., *et al.*, How do older ventilated patients fare? A survival/functional analysis of 641 ventilations. J Crit Care, 2009. 24（3）: p. 340-6.

Lionel Piroth, *et al.*, Comparison of the characteristics, morbidity, and mortality of COVID-19 and seasonal influenza: a nationwide, population-based retrospective cohort study. The Lancet Respiratory Medicine, 2020.

Lo, C.-H., *et al.*, Racial and ethnic determinants of Covid-19 risk. medRxiv, 2020: p. 2020.06.18.20134742.

LORD, M., Sweden: Elderly should not be prioritized for intensive care in a crisis, in VOICE OF EUROPE. 12 April 2020.

Mendes, P.V., *et al.*, Extracorporeal membrane oxygenation for severe acute respiratory distress syndrome in adult patients: a systematic review and meta-analysis. Revista Brasileira de terapia intensiva, 2019. 31（4）: p. 548-554.

Mizumoto, K., et al., Estimating the asymptomatic proportion of coronavirus disease 2019 (COVID-19) cases on board the Diamond Princess cruise ship, Yokohama, Japan, 2020. Euro Surveill, 2020. 25 (10).

Modi, C., *et al.*, Total COVID-19 Mortality in Italy: Excess Mortality and Age Dependence through Time-Series Analysis. medRxiv, 2020: p. 2020.04.15.20067074.

Munro, A.P.S. and S.N. Faust, Children are not COVID-19 super spreaders: time to go back to school. Archives of Disease in Childhood, 2020: p. archdischild-2020-319474.

Nakayama, K., *et al.*, Interferon-gamma responses to mycobacterial antigens in Heaf-positive children. Lancet, 2002. 360 (9342) : p. 1335.

NCIRS, Report: COVID-19 in schools - the experience in NSW. 26 April 2020.

Nishiura, H., et al., Estimation of the asymptomatic ratio of novel coronavirus infections (COVID-19). Int J Infect Dis, 2020.

Patrick GT Walker, et al., The Global Impact of COVID-19 and Strategies for Mitigation and Suppression. Imperial College COVID-19 Response Team, 26 March 2020.

Santa Cruz, R., *et al.*, Mortality in Critically Ill Elderly Individuals Receiving Mechanical Ventilation. Respir Care, 2019. 64 (4) : p. 473-483.

Sekine, T., *et al.*, Robust T cell immunity in convalescent individuals with asymptomatic or mild COVID-19. bioRxiv, 2020: p. 2020.06.29.174888.

Sermet, I., *et al.*, Prior infection by seasonal coronaviruses does not prevent SARS-CoV-2 infection and associated Multisystem Inflammatory Syndrome in children. medRxiv, 2020: p. 2020.06.29.20142596.

Sheila F. Lumley, et al., Antibody Status and Incidence of SARS-CoV-2 Infection in Health Care Workers. New England Journal of Medicine, 2020.

Sutton, D., *et al.*, Universal Screening for SARS-CoV-2 in Women Admitted for Delivery. New England Journal of Medicine, 2020.

Valley, T.S., *et al.*, Association of Intensive Care Unit Admission With Mortality Among Older Patients With Pneumonia. JAMA, 2015. 314 (12) : p. 1272-1279.

Valley, T.S., *et al.*, Intensive Care Unit Admission and Survival among Older Patients with Chronic Obstructive Pulmonary Disease, Heart Failure, or Myocardial Infarction. Ann Am Thorac Soc, 2017. 14 (6) : p. 943-951.

Verity, R., *et al.*, Estimates of the severity of coronavirus disease 2019: a model-based analysis. The Lancet. Infectious diseases, 2020: p. S1473-3099 (20) 30243-7.

Wang, Y., *et al.*, Remdesivir in adults with severe COVID-19: a randomised, double-blind, placebo-controlled, multicentre trial. The Lancet, 2020.

矢野和美., *et al.*, 肺炎で人工呼吸管理となった高齢者救急搬送患者の予後は悪い・日本臨床救急医学会雑誌, 2018. 21（3）: p. 528-533.

木村　盛世（きむら・もりよ）

医師、作家。筑波大学医学群卒業。米ジョンズ・ホプキンス大学公衆衛生大学院疫学部修士課程修了。同大学でデルタオメガスカラーシップを受賞。米国CDC（疾病予防管理センター）プロジェクトコーディネーター、財団法人結核予防会、厚生労働省医系技官を経て、パブリックヘルス協議会理事長。主な著書に『厚労省と新型インフルエンザ』（講談社現代新書）、『厚生労働省崩壊』『天然痘テロに日本が襲われる日』（ともに講談社）など。

新型コロナ、
本当のところどれだけ問題なのか

2021年2月22日　第1刷発行

著　　者　木村盛世
発 行 者　大山邦興
発 行 所　株式会社　飛鳥新社
〒101-0003　東京都千代田区一ツ橋2-4-3　光文恒産ビル
電話　03-3263-7770（営業）　03-3263-7773（編集）
http://www.asukashinsha.co.jp
装　　幀　芦澤泰偉
編集協力　大畑峰幸
グラフ作成協力　ハッシイ
印刷・製本　中央精版印刷株式会社

ISBN 978-4-86410-825-6

編集担当　沼尻裕兵　工藤博海